最新 臨床工学講座

医用システム・制御工学

| 監修 | 一般社団法人
日本臨床工学技士教育施設協議会

| 著 | 嶋津　秀昭
堀内　邦雄

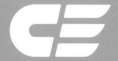

医歯薬出版株式会社

【執　筆】

嶋津秀昭　北陸大学医療保健学部医療技術学科
　　第1〜5章

堀内邦雄　工学院大学先進工学部
　　第6〜10章

This book is originally published in Japanese
under the title of :

SAISHIN-RINSYOKOGAKUKOZA　IYOUSHISUTEMU・SEIGYOKOGAKU
(The Newest Clinical Engineering　　Medical System & Control Engineering)

SHIMAZU, Hideaki
　Guest Professor, Hokuriku University, Faculty of Health and Medical Sciences
HORIUCHI, Kunio
　Associate Professor, Kogakuin University, School of Advanced Engineering

© 2025 1st ed.

ISHIYAKU PUBLISHERS, INC
　7-10, Honkomagome 1 chome, Bunkyo-ku,
　Tokyo 113-8612, Japan

『最新臨床工学講座』の刊行にあたって

　日本臨床工学技士教育施設協議会の「教科書検討委員会」では，全国の臨床工学技士教育養成施設（以下，CE 養成施設）で学ぶ学生達が共通して使用できる標準教科書として，2008 年から『臨床工学講座』シリーズの刊行を開始しました．シリーズ発足にあたっては，他医療系教育課程で用いられている教科書を参考にしながら，今後の臨床工学技士育成に必要，かつ教育レベルの向上を目的とした教科書作成を目指して検討を重ねました．刊行から 15 年が経過した現在，本シリーズは多くの CE 養成施設で教科書として採用いただき，また国家試験出題の基本図書としても利用されています．

　しかしながらこの間，医学・医療の発展とそれに伴う教育内容の変更により，教科書に求められる内容も変化してきました．そこでこのたび，臨床工学技士国家試験出題基準の改定〔令和 3 年版および令和 7 年版（予定）〕，臨床工学技士養成施設カリキュラム等の関係法令改正，タスク・シフト／シェアの推進に伴う業務拡大等に対応するため，『最新臨床工学講座』としてシリーズ全体をリニューアルし，さらなる質の向上・充実を図る運びとなりました．

　新シリーズではその骨子として以下の 3 点を心がけ，臨床工学技士を目指す学生がモチベーション高く学習でき，教育者が有機的に教育できる内容を目指しました．

　　①前シリーズ『臨床工学講座』の骨格をベースとして受け継ぐ．
　　②臨床現場とのつながりをイメージできる記述を増やす．
　　③紙面イメージを刷新し，図表の使用によるビジュアル化，わかりやすい表現を心がけ，学生の知識定着を助ける．

　医療現場において臨床工学技士に求められる必須な資質を育むための本教科書シリーズの意義を十分にお汲み取りいただき，本講座によって教育された臨床工学技士が社会に大きく羽ばたき，医療の発展の一助として活躍されることを願ってやみません．

　本講座のさらなる充実のために，多くの方々からのご意見，ご叱正を賜れば幸甚です．

2024 年春

日本臨床工学技士教育施設協議会　教科書検討委員会

最新臨床工学講座　編集顧問

序

　本書は臨床工学技士に必要な知識としてのシステム工学および制御工学の基礎をまとめたものである．これらはいずれも，国家試験の項目ではあるが，過去の試験には極めて部分的な内容だけが出題されていたので，システムや制御は臨床工学技士にとってそれほど重要でないかのようにも思える．しかし，実際に取り扱われる各種の生命維持管理装置は，ほとんどがシステムとして動作している．また，これらの動作には電気的，機械的な制御が不可欠であり，システムや制御の概念を正確に理解しておくことが大切である．

　システムは非常に幅広い概念であり，単に機器の構成に留まらず，まとまりのある仕組みの全てに通用する．したがって，システム工学で展開される考え方は，生理学などで学ぶ体の仕組み，作業の段取り，様々な事象に対する理論的な考え方などに幅広く応用できる．制御工学についても同様に，単に医療機器の制御方法の理解に必要なだけでなく，多くの領域でその考え方を利用することができる．電気，電子回路でも制御は必須の技術であり，制御工学がわかれば，これらの理解も容易になるだろう．現実の物理現象は力と変位，電圧と電流，熱量と温度などがある．これらを数式モデルにすると，どれも同じような式で表すことができる．従って，一つの方法を理解できるといろいろな応用が可能になる．また物理現象を理解すると，生体の調節系などにも同じ考え方が十分に適用できる．

　本書の執筆に当たっては，システム工学や制御工学が臨床工学技士の教育に必須であることを念頭に記述項目を整理した．技術マニュアルのような教科書の場合，学習内容がすぐに現場で役立つことが望ましい．しかし，本書では，過去に出題された問題などから国家試験に直接役に立つ項目だけを取り出して解説したのでは，教育としての観点から教科書としての実質的な価値が生まれないと考えた．システム工学や制御工学は比較的新しい学問であり，その研究や学習方法には様々なアプローチがある．本書では，これらに関係する多くの領域から，医療の幅広い領域で活動する臨床工学技士として理解しておくことが望ましい内容を中心に，基礎的な事項を整理して解説した．

　システム工学については臨床工学技士に必要と思われるシステムの考え方を中心に解説し，特に，システムの設計や評価につながる利用価値の高いと思われる内容を多く盛り込んだ．一部は，安全管理学などに含まれるシステム安全と重複する内容でもあるが，システムの本質を理解したうえで，改めて学習することは意味のあることであると考える．

　また，制御工学に関しても，網羅的な説明に加えて一般的な制御工学で常用されて

いる関数についてはやや詳しく解説した．理論的な理解に必要な数学的記述などが含まれるので，部分的にはかなり高度な内容となっているが，全体としては初歩的な内容なので努力して学習を進めてもらいたい．特に，数式を暗記するのではなく，数式の意味を理解し，図やグラフの形でイメージできることが望ましい．

　本書はシステム工学と制御工学の二つの分野を完全に区分けして記述している．したがって，この教科書を2つの講義を対象として独立に使用することも可能である．本書を開いたら，まずそれぞれの項目を通読して概要を確認しておくとよいだろう．つぎに，記述されている内容が，臨床工学技士に望まれる具体的な活動とどのように関連するのかを具体的に思い浮かべてほしい．すべてが完全に理解できなくても，役に立つ内容が多く含まれていることを感じながら，日々の学習に役立てていただきたい．

　2024年12月

嶋　津　秀　昭

堀　内　邦　雄

最新臨床工学講座　医用システム・制御工学
CONTENTS

『最新臨床工学講座』の刊行にあたって ………………………………………………… iii

序 …………………………………………………………………………………………… v

第1章　システムとは何か　　1

1　システムとは ………………………………………………………………… 1
2　システムを考える意義 ……………………………………………………… 2
3　システムの定義 ……………………………………………………………… 4
4　システムの種類 ……………………………………………………………… 5

第2章　システム工学の基本的な考え方　　9

1　システム工学の基礎 ………………………………………………………… 9
2　システムの外部構造と内部構造 …………………………………………… 10
3　システム要素とサブシステム ……………………………………………… 11
4　システムと制御 ……………………………………………………………… 12

第3章　システムの設計と評価　　15

1　システムの設計に先立って考慮すべき事項 ……………………………… 15
2　システム設計に必要となる計画手法 ……………………………………… 16
　1. 機能目標を段階的に構築して設計する手法 …………………………… 16
　2. 予測的な方法によって設計する手法 …………………………………… 17
　3. フィードバックを利用した設計手法 …………………………………… 19
　4. アイデアの発想法としてのブレインストーミング …………………… 20
　5. ブレインストーミングの原則と手順 …………………………………… 20
3　最適な条件を探し出す方法 ………………………………………………… 22

vii

1. トレードオフ（trade-off）……………………………………… 23
2. 線形計画法 …………………………………………………… 23
3. 動的計画法 …………………………………………………… 25
4. スケジューリングの記述と最適化 ………………………… 27

4 システムの評価……………………………………………… 32
1. 費用–効果分析 ……………………………………………… 33
2. 技術アセスメントと環境アセスメント …………………… 33

第4章 システムの信頼性と安全 35

1 信頼性とは………………………………………………… 35
2 故障………………………………………………………… 35
1. 初期故障 ……………………………………………………… 35
2. 摩耗故障 ……………………………………………………… 36
3. 偶発故障 ……………………………………………………… 36

3 システムの信頼度………………………………………… 37
1. 直列システムの信頼度 ……………………………………… 37
2. 並列システム ………………………………………………… 38
3. 少し複雑なシステムの信頼度 ……………………………… 38
4. システムにおける冗長性 …………………………………… 40

4 故障と修理………………………………………………… 41
5 故障の解析………………………………………………… 41
1. FTA：fault tree analysis（"故障の木"解析）…………… 42
2. "故障の木"の作り方と"解析"の手順 ……………………… 43
3. FMEA：Failure Mode and Effects Analysis（潜在的故障モード影響解析）……………………………………………………… 44
4. FMEAワークシートの作成手順 …………………………… 45

6 システムと人間…………………………………………… 46
7 医用電気システムとシステム安全……………………… 47

第5章 生体システム 51

1 生体のシステム的理解…………………………………… 51

2 生体システムの特徴 51

3 生体システムの主要な構成要素と内部表現 53

    1. 循環器系 53

    2. 呼吸器系 53

    3. 消化吸収系 53

    4. 血液・体液系 55

    5. 腎臓・排泄系 55

    6. 内分泌系 55

    7. 生殖系 55

    8. 免疫系 56

    9. 神経系 56

    10. 筋骨格系 56

4 生体システムにみられる要素間のつながり 57

第6章　制御とは　　　59

1 いろいろな制御 59

    1. 制御とは 59

    2. 人の制御システム 61

    3. 自動制御 62

2 シーケンス制御 63

    1. 制御系の構成 65

    2. リレー，シーケンサなどを使用 66

3 フィードバック制御 66

4 フィードフォワード制御 68

5 プロセス制御 69

6 ファジィー制御 69

7 ロバスト制御 72

8 最適制御 73

第7章　制御における関数の扱い　　　75

1 制御系の関数による記述 75

ix

2 時間関数とラプラス変換 ·· 79

　　1. 時間関数 ·· 79

　　2. ラプラス変換 ·· 79

　　3. 時定数とは ·· 83

　　　　❖章末問題 ·· 85

第8章　制御系の記述と伝達関数　　　87

1 ブロック線図 ·· 87

　　1. 信号線 ··· 87

　　2. ブロック ··· 88

　　3. 加え合わせ点 ·· 88

　　4. 引き出し点 ·· 88

2 ブロック線図の等価変換 ··· 89

　　1. 直列結合 ··· 89

　　2. 並列結合 ··· 89

　　3. ブロックと引き出し点の交換 ·· 89

　　4. ブロックと加え合わせ点の交換 ··· 91

　　5. フィードバック結合 ·· 91

　　　　❖章末問題 ·· 92

第9章　制御系の応答　　　95

1 車のサスペンションの場合 ··· 95

2 はかりに重りを乗せる場合 ··· 99

3 フィードバック制御の応答と定常偏差 ·· 103

4 PID制御とは ·· 105

5 PI制御 ·· 107

6 PID制御 ··· 108

7 周波数応答 ··· 109

8 1次遅れ系の周波数応答 ·· 110

9 2次遅れ系の周波数応答 ·· 113

　　　　❖章末問題 ·· 115

第 10 章　医療における制御　　117

1	輸液ポンプ	117
2	透析装置	119
3	人工心臓	121

付録　臨床工学技士国家試験出題基準（システム工学） 125

❖章末問題の解答 127

索引 131

contents

第1章 システムとは何か
「系」と「システム」 5
身の回りのシステム 6

第3章 システムの設計と評価
4時間の余裕があったとすると 23
PERT法を利用する 29
医療におけるクリティカル・パスと
　クリニカル・パス 30
身近な，費用－効果分析例 33

第4章 システムの信頼性と安全
スペースシャトルに5台の
　コンピュータを搭載 40

冗長 40
FTA, FMEAのソフトウェア 45
JIS T 0601-1-1 47
IEC 48

第7章 制御における関数の扱い
水位変化の時間関数 78
ラプラス変換とラプラス逆変換 ... 84

第8章 制御系の記述と伝達関数
畳み込み積分 93

第9章 制御系の応答
デシベル 112
ラプラス変換とフーリエ変換 115

【最新臨床工学講座　編集顧問】
菊地　眞（医療機器センター）
篠原一彦（東京工科大学）
守本祐司（防衛医科大学校）
中島章夫（杏林大学）
福田　誠（近畿大学）
堀　純也（岡山理科大学）
浅井孝夫（順天堂大学）

第1章 システムとは何か

1 システムとは

　システムという言葉はすでに日常用語として定着し，いろいろな場面で使われている．どのような対象にこの言葉が使われているのかを例示すると，システムのもつ大まかな概念がつかめるだろう．家庭内でも音響・映像システム，システムキッチンなどにこの言葉が使われている．そのほかにも座席予約システムや銀行のオンラインシステム，コンビニの POS（point of sales）システムなど，身近なところで様々なシステムが働いていることもよく知られている．

　臨床工学技士が取り扱う各種の生命維持管理装置も，ほとんどが実際にはシステムとして動作している．様々な機器をシステムとして理解することにどのような意義があるのかを考えるうえでも，システム工学についての基本的な理解が必要となる．

　システム工学は比較的新しい学問であり，その研究や学習方法には様々なアプローチがある．本書では，システム工学に関係する多くの領域から臨床工学技士として理解しておくことが望ましい内容を中心に，基礎的な事項を整理して解説する．

　システムという言葉は，広い範囲で特に断りなく使われているので，逆に定義が難しい．システムが説明されるそれぞれの分野では，それぞれ用語の定義が行われているが，ここで一般的な概念として，あえて表現すれば「システムとは互いに関係するいくつかの要素で構築された仕組み」のことを表す．この組み合わせは機械的な機構だけでなく，物質的な実体を伴わない計画や手順などにも適用される．システムという言葉を使わずに，系や体系，組織などと表現されることもある．

　図1-1 はシステムの説明によく使われる図式的表現の例である．それぞれの枠はシステムの要素に対応している．

　システムとして成り立っている具体的なものを考えてみよう．いくつかの機構が組み合わさってできている機械，いろいろな働きをもつ電気回路から構成される計測装置や，電気回路と機械要素が組み合わされた制御装置などを思い浮かべることができる．また，これらがさらに大規模に組み合わさっている生産システムなどが挙げられる．

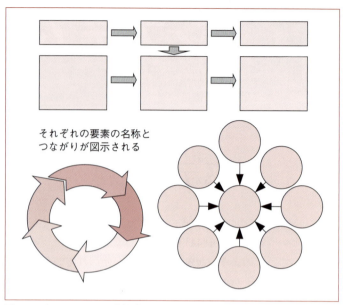

図 1-1　システムの図式的表現方法

　工業（工学系）に関係するもの以外でも，社会生活に関わる交通システムや行政システムもシステムであることに変わりはない．医療においても，個別の計測機器や治療機器だけでなく医療行為の全体も一つのシステムであり，会計処理や病院経営を含む大きな枠組みとして医療システムを考えることができる．さらにシステムの考え方を拡張すれば，機器の安全管理やシステムの改善や管理の仕組み自体も一つのシステムとして理解することもできる．

　このように，何か複雑にみえる概念や事象，機器などをすべてシステムとして見直すことも大切である．複雑さを解きほぐして，簡単でわかりやすい要素に分解してみることが，全体の把握を容易にする方法として大切な考え方である．

2　システムを考える意義

　システムを考えることにどのような意味があるのだろうか．システムという考え方は，簡単なものの組み合わせで複雑なものをつくり上げたり，逆に，複雑な事柄を分解して解きほぐすときに役立つ考え方である．

　複雑に思える機器などの仕組みを全体の動作で理解するのはそう簡単ではない．しかし，機器を部分に分割して個々の要素がどのように機能

しているのかを考えて，その組み合わせから全体を理解するとわかりやすくなる．複雑なシステムを適切に分割するためには，機能や構造などにシステム工学としての解釈を与えることが有効であり，その方法を理解することが必要となる．その他にも，目的となる課題あるいは問題を有効に解決する方法を検討する際にシステム論的な考察が役立つ．この場合，考えなければならない事項に要求される目的を明確にして，どのような機能や要素が必要となるかを検討しなくてはならない．さらに，システムをいくつかの要素に分割することで，それらが他の部分や外部環境にどのような影響を与えるかなどについても，あらかじめ検討することが容易になる．

このように，システムとしての考え方に基づいて分析することは，機械，機器の設計に留まらず，社会一般において効率や利便性を要求される様々な問題に対してあらゆる場面で必要となっている（図1-2）．

たとえ小さな装置や機器であっても，単に機能の向上や利便性だけでなく，装置が導入された場合に人間や社会へ与える影響を考慮すると，安全性，信頼性などの配慮すべき範囲が拡大し，これに伴って従来のシステムも複雑化することもある．システム設計に際しては環境や社会的な価値などの多様な要求に対して，できるだけ整合性をもった仕組みをつくり上げる努力が必要である．このため，システムを設計する時点で，あらかじめシステムを使用した後で起こりうる将来の事象に対する予測や障害に対する対策も必要となる．

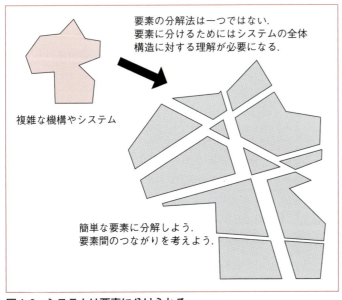

図1-2 システムは要素に分けられる

3 システムの定義

システム工学としてのシステムはJISによる一般的な定義で「多くの要素が秩序を保って組み合わさり，同一の目的で動作するもの」とされている．JISはそこに記載される用語の定義が不可欠なので，工業製品に現れるシステムの定義として理解すると，システムに必要な要件には少なくとも

- いくつかの要素が組み合わさっている
- それぞれの要素が特定の機能をもっている
- 全体として統合された機能をもっている
- システムの機能には目的が存在する
- 目的を達成する手段が手順として示される

が存在する（図1-3）．

これ以外にもシステムの機能は固定されているとは限らず，入力の条件によって変化することもあれば，時間の経過とともに時々刻々と変化することもある．これらの要件で最も大切なことはシステムには要素が複数存在する点である．

構成要素には人間自体や情報処理，戦略などの人工的な構造物でないものが含まれることもある．人のように性能を明確に決定できないような要素が含まれたとしても，実際に物体として存在する要素で構成されたシステムを実体（物理的）システムという．実体システムは機械要素や電気回路などの構造物によって成り立つシステムを指す．これに対して，方法や手順などを与える考え方をまとめたシステムを概念システムという．このシステムには実際に動作する物理的な要素を含まないが，「物事をシステマチックに進める」などの表現にもあるように，システ

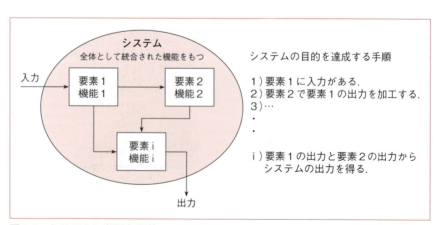

図1-3　システムに必要な要件

ムとして構築する意義は存在する．前述した定義の各要件を含んでいる．

システムとは要素間の結合によって全体が成り立つ集合体であるので，要素の機能に加えて集合体としての機能を理解することが不可欠である．従って，システムの目的は各要素に独立して要求される機能目的とは別に設定されたものとなる．

どのようにシステムが複雑であったにせよ，人工的なシステムでは明確な目的を記述することが必須であり，システム設計を行う立場で考えるならば，目的が具体的に明示されて初めて設計を開始できる．逆に，すでにシステムとして存在する対象物に対しても要求される目的が説明できるはずである．

4 システムの種類

通常使われている機器や装置はどんなに簡単だと思えるものでも例外なくシステムとして記述できる．機器や装置だけでなく，システムの要件を満たすものは以下に示すように様々である．大きく分類すると，

- 比較的簡単な機械としてのシステム
- 制御や管理に関わるシステム
- 情報に関するシステム

「系」と「システム」

太陽系や銀河系など自然界には「系」を使って表現する自然現象が存在する．これらは物理法則に従って運動する大きなまとまりとして理解できる．また，生態系なども人間による人工的な作用を含みつつも，自然の摂理として存在する系が存在している．これらの「系」をシステムに置き換えても通用する記述ではあるが，科学の立場で考える限り，銀河系や太陽系の存在自体に機能目的を明示することはできない．同様に，生態系についても，人類にとって都合のよい機能を目的として掲げることはできるが，生態系自体には人工物のような明確な系としての目的を表現できない．

このような系あるいはシステムをシステム工学で扱

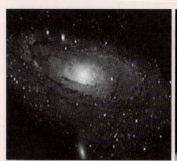
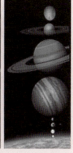

う場合は，システムとしての目的を考えるのではなく，その動作や環境への関わりを理論的に分析して気象の予報や，人工的なシステムと関連する環境アセスメントなどに主眼が置かれる．

・人間や生体に関係したシステム

などが挙げられる．

　例えば，機械や制御装置を含むシステムには，医療機器関連だけ考えても体外循環装置，人工呼吸器，透析装置などがすぐにあげられる．これらを学習する際には，装置の概略と同時に，構成要素やそのつながりについて理解が必要になる．他のシステムについても同様で，知っている名称を羅列してそれを説明しようとすると，どんな場合でも必ずシステムに付随する要素とそれらの組み合わせが示されることになる．

　システム要素はどの要素に対しても入力と出力を考えることができる．しかし，この関係は必ずしも一方向にはならない．ある要素の出力が別の要素の入力になるとき，要素の繋がりによっては入力と出力がループを描くこともある．例えば，フィードバック制御などでは得られた出力を対応する入力に比較して，入力に対して適切な出力を得るようにシステムを動かしている．このような方法は要素やシステムを安定に動作する上で重要な概念である．本書ではこの部分を「制御工学」として別の章（6〜10章）に詳しく説明しているので参考にしてほしい．

　また，システムの中には，具体的な機器の動作ではなく，情報のやりとりが主となるものも多く含まれる．このような場合で重要な要素の一つとしてデータベースが含まれる．データベースは様々な情報を必要に応じて参照できるように，情報を構造的に配置しファイルとして要素化される．ファイルには文書や数値だけでなく，画像，動画なども含まれる．病院管理システムなどは基本的にはデータベースであり，日常の業務に従ってデータは常に更新され，業務に必要なデータが情報端末として容易に検索でき，また，患者情報としてカルテなどの内容が記録として管理できる仕組みになっている．このような仕組みは前述した定義に照らして，明らかにシステムとして存在することがわかる．

　システムは製品やできあがった仕組みだけに限らず，これからの技術開発にも関係する．設計のプロセスや作業実施の段取りの計画など，単純に作業内容を羅列するのではなく，計画の要素や繋がりを考慮したシ

身の回りのシステム

　クラスの仲間同士で上記のシステムのいくつかを取り上げて，システムの目的や要素などを考えてみよう．社会の中には自然発生的なシステムも存在するが，システムとして機能するからには何らかの有用性が存在するので，その利点をシステムの目的として考えればよい．また，同時にそのシステムの目的に即した動作に対する障害などが，どの要素や繋がりで発生し易いかなども時間があればディスカッションするとよいだろう．

　計測システム，生産システム，生活システム，交通システム，医療システムなどに限定して考えても，これらに属する多くのシステムをあげることができるはずである．

ステムとして効果的な計画を構築することができる.

　社会の構造が複雑になるにつれ，日常的な社会生活の中には様々なシステムが組み込まれている．もちろん製品として手にする電化製品やその他の工業製品自体の多くが一つのシステムとして提供されていることはいうまでもないが，これらを生産する工場や企業の活動もシステムとして機能している．また，金融や商業においては，お金の流れがお札や硬貨の移動としてではなく，預金やローン，クレジットカードによる決済など数字（情報）としても機能している．これらも，過去における紙を中心としたシステムから電子媒体を使ったシステムへと変化している.

　これ以外にも，上下水道，都市ガス，電力，交通，流通，通信などは社会的なインフラストラクチャー（社会基盤）としての重要な意味をもつ巨大なシステムといえよう．また行政，司法などの社会的仕組み，教育の仕組みなども明らかにシステムとしての構造をもっている．一般に，組織と称する枠組みは，有効に機能している組織であればあるほどシステム要素が明確になっていると考えてよいだろう.

第2章 システム工学の基本的な考え方

1 システム工学の基礎

　システム工学自体は50年ほどの歴史しかない新しい学問体系である．その領域は，複雑に組み合わされた要素をまとめ上げて完成度の高いシステムを作るための合理的な手段に関わる一切を含んでいる．システム工学の特徴は一義的には完成されたシステムをつくることであるが，複雑な対象を扱うことが多いことや社会や人間など，理論的に把握しにくい対象を扱うこともあるので，システムに対して分析と評価が可能なことも，同時に重要な要件となる．その意味でシステム工学に適合した考え方をいくつか挙げれば，

- ・システムの目的を意識すること
- ・目標と現実との相違を認識し，システムの範疇を明確にすること
- ・合理的に目標を達成する手段を考えること
- ・システム全体を統合して考え，これを説明できること
- ・システムの要素と全体との調和を考えること
- ・同じ目的をもつシステムは一つでなく，それぞれのシステムの利点や欠点を把握すること
- ・システムはそれを設計した人だけでなく，使う人にも十分理解される必要があること

などがある．

　いずれにしてもシステムは何らかの目的を達成させるために設計されたものであり，目的に適合した有効なシステムを構築するためには，

- ・問題点を明らかにして解決手段を検討する
- ・いくつかの技術や方法を組み合わせる

などを基本に検討を進めるが，既存の知識で解決できなければ，新しい発想と発明も必要である．

2 システムの外部構造と内部構造

　システムには必ず外部からのアクセスとそれに対する応答が存在する．別の表現をすると，システムにはあらかじめ備わった機能があって，入力としてシステムに出力の要請を行うと，結果として入力に対応した出力が得られることになる．システムが内部で完結して外部との関係性がなければ，そのシステムは意味をなさないことになる．

　システムをまとめて外部構造として簡略化すると，図2-1のように入力と出力との間の関数と考えることができる．概念的に示すと，一つの入力 x に対して一つの出力 y が存在するとき，この関数は入力 x に対して出力 y が $y = f(x)$ のように記述することができる．一般のシステムでは入力や出力は一つずつとは限らないので，数式で簡単に記述できるとは限らない．また，システムとしての入出力関係で，内部の構造や要素の働きがわからない場合には，この部分をブラックボックスという．ブラックボックスは入出力の関係が不明であることを意味するのではなく，システム要素としての働きは明確であってもその内部構造がよくわからない（明確に説明されていない）場合にこのような表現を使う．

　システムの外部構造と内部構造との関係は図2-2のようになる．システム内部は機能ごとの多数の要素に分解でき，各要素が結合されて全体としてのシステムを構成する．システム全体を統合して制御するためには，要素ごとの入出力関係を明確にして，最適に関連づけるつながりが必要である．このつながりは機械の機構，からくりなどに相当する．これらを実現するためには制御工学の知識も有用となる．要素は必ずしもハードウェアで構築されるとは限らず，主要な部分がソフトウェアでコントロールされているシステムも非常に多い．この場合，要素はソフトウェアでのオブジェクト（クラス）となり，要素間のデータのやりと

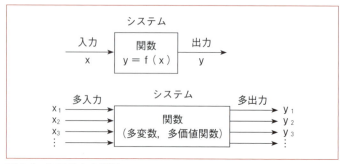

図2-1　システムの構造

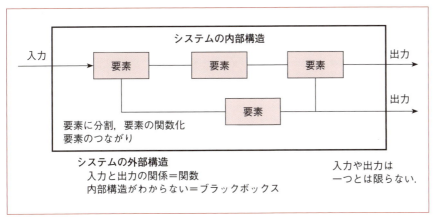

図 2-2　システムの外部構造と内部構造

りが，つながりとして表される．

3　システム要素とサブシステム

　すでに述べたように，システムでは多くの要素の複合的な組み合わせで全体が機能する．組み合わせを図式的に表現する際は，それぞれの要素がどのような機能をもっているのかをはっきりさせて，その入力と出力の関係性を明示的に示す．

　要素の区分はシステム全体を説明するのに適したものであり，システムの何を，誰に対して，どのくらい詳しく説明するのかで異なったものになる．したがって，システムに対する観点を変えれば，一つのシステムが統一的な要素（ブロック）による説明ではなく，「異なった要素の組み合わせ」として表現される．

　一般的なシステム表現では，要素は表面的には簡単な表現であったとしても，要素自体がそれよりも下位の要素の組み合わせとしてつくられていることがほとんどである．ある要素 A がそれに含まれる下位のいくつかの要素から構成されるとき，その要素 A を上位にあるシステムに対して，サブシステムという．図 2-3 はシステム要素の一部をサブシステムとして表現したものである．図の要素 4 は全体のシステムの一要素として機能しているが，この要素自体がいくつかの要素からなるシステムとして構築されている．この場合，図の要素 4 は全体のシステムから見ると一つのサブシステムになる．

　医療機器の代表例として心電計を考えてみよう．図 2-4 に心電計の大まかな要素の組み合わせで表現する．

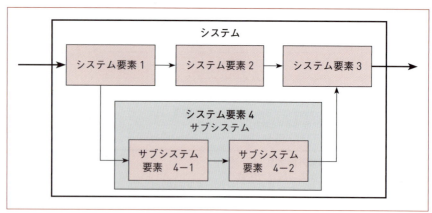

図 2-3　システムとサブシステムの関係

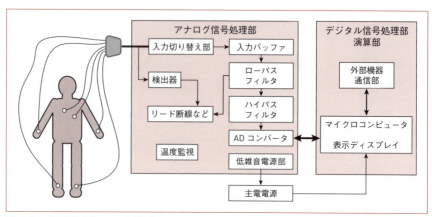

図 2-4　心電計のシステム構成

4 システムと制御

　多くのシステムだけでなく，一見単純そうにみえる医療機器でも相当複雑な動作が行われている．システムの構成要素は独立して働くのではなく，これらを組み合わせて全体としてうまく働くように考えられている．

　機械やシステムを正しく動かすためには，機械部品相互の運動だけでなく，適切な制御が必要となる．理論的に制御の考え方を理解しておくことは正しい制御システムを構築することに不可欠であるが，これ以外にもその意義は大きい．たとえば，生体組織も複雑な制御機構をもっている．体は骨や筋肉とエネルギー補給だけで動くのではなく，感覚器や脳の判断，制御を行うことによって体の様々な構成要素を秩序正しく活動させることができる．さらに，体全体として安定した機能を恒常的に

保てるように複雑な制御系をもっている.

　人体と同様に，機械やシステムもその動作が高度になれば，機械を正しく動作させるための機能が必要になる．例えば，感覚器は様々な計測器に置き換わる．動作の目標が設定されれば，計測情報と照らし合わせて，適切な動作が行われるように制御システムが必要となる．計測や制御は独立した学問領域ではなく，電気工学，機械工学など多くの工学分野にまたがった知識体系であり，多くのシステムに必須の要素となっている.

第3章 システムの設計と評価

1 システムの設計に先立って考慮すべき事項

　新たに設計したシステムの評価はあらかじめ設計段階で行われなくてはならない．システムや行為の結果がもたらす状況をあらかじめ調査検討することをアセスメントという．システムを動作させてから考えるのではなく，もたらされる結果を十分に予測して安全で確実なシステムの計画を立てることが必要である．予測の手法にはいくつかの方法がある．

1) 今までのデータから将来を現在の延長として探索的に予測
2) いくつかのシナリオを作成して状態変化を予測
3) 不確定な条件に対しての確率的予測
4) すべての場合についての関連事項を表（マトリクス；行列）にまとめる規範的な予測
5) 理論的，解析的な分析的予測
6) システムを試験的に動作させて，結果をフィードバックさせながら改良を重ねること

などが考えられる．

　これらの評価にはシステムをできるだけ構造化して動作や結果がわかりやすい仕組みにしておくことも大切である．また，問題が発生したときの解決手法をあらかじめシミュレーションなどにより検討しておくことも，起こり得るすべての状況を想定内に納めておくため大切である．これらの準備も含めて，設計段階で将来必要となる費用とそれに対する効果（費用対効果）を十分検討しておかなくてはならない．

システムの設計に先立って考慮すべき事項　15

2 システム設計に必要となる計画手法

1. 機能目標を段階的に構築して設計する手法

システム開発に当たって，まず開発目的や目標を立てる．単純なシステムでは，目的に合致する機能を実現するための必要な要素を考えて，これらの組み合わせからシステムを完成することができる．全体が複雑になる場合には，目標を実現する方法をみつけるために，出発点を最終的な目標として設定し，そこから大きなまとまりとしてシステムの要素を拾い出し，あたかも樹木の幹から枝分かれしていくように細かな目標および機能を分解していく方法が有効となる．この様な方法を関連樹木法と呼ぶ．

図 3-1 に示すように，最上位の枠にシステム全体の目的ともつべき機能を代表させ，その右に全体の機能を区分して要件を整理する．さらに，各要件に必要となる詳細な機能をそれぞれに関連させて枝付けしていく．

作成は以下のような手順で進めるとよい．まず，システム全体の動作シナリオを作成することになるが，システムの目的をはっきりとさせて

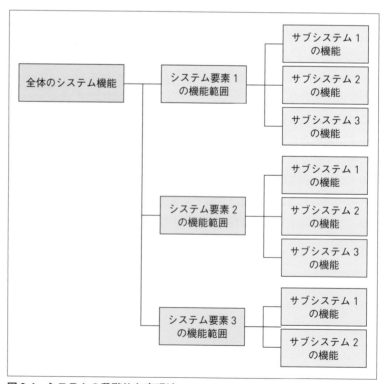

図 3-1　システムの段階的な表現法

おくことが重要である．次に，全体の目的を多段階の目的と機能に振り分ける．このときに機能が階層的な枝や小枝に分割される．とりあえずの作成ができた時点で，それぞれの要素の重要度を算出する．重要度の算出には，後述するFMEA（潜在的故障モード影響解析；failure mode and effects analysis）〈44頁〉の手法を参考に，その要素の機能が失われたときの影響度を評価するなどを行うとよいだろう．この検討により，枝となるシステム要素に対して相対的な重要度の評価が可能となる．最終的に，要素間の関連性や要素内での解決すべき諸事項を整理して全体設計を行う．

このような考え方に従えば，システムとしての目的を多くの要素間の整合性のある配置・関連づけで鳥瞰できるので，複雑なシステムに対して詳細な設計を行うことが可能となる．

この図3-1はいわゆる組織図ともよく似ている．会社，役所を初めとして，組織として活動している機関ではこのような構造の組織図がつくられて，全体の機能と役割分担が行われている．枝の重要度に従って，職制上の地位を配分すれば，責任と地位の整合性もとれるだろう．注意すべき点として，機能の重複などが残ると，機能の振り分けなどで特別な判断が必要になるので，枝の独立性にとらわれない処理の伝達経路なども考慮すべきである．

2. 予測的な方法によって設計する手法

複雑な仕組みをもつシステムを設計するためには，システムの要素がどのように機能を果たし，全体としての組み合わせが間違いなく動作することをあらかじめ確認しておく必要がある．このとき，電気回路や機械システムのように，システム全体の挙動が計算や理論で確定的に示される場合は起こり得る条件を考慮して，事前にほぼ確実な入出力関係の評価を行うことが可能である．

一方で，システムの要素に不確定の部分が存在する場合には，入力の範囲や時間的変化とこれに対する出力の予測が必要になる．例えば，システムがデータ処理に関係するとき，入力件数やその種類，件数の経時的な変化，それに対するデータベースの容量やその変化など，システムの設計に関わる事前検討項目は数多い．これらが事前に確定できない場合には予測によって条件を割り出す作業が必要になる．

予測は2種類に分類できる．その一つは探索的な予測であり，過去のデータから将来を予測する方法である（図3-2）．すなわち，予測すべきデータの過去から現在までの推移を分析して，将来の変化がこの延長線上にあるとするものである．システム設計に当たっては確定的な予測に留まらず，ある範囲内で不確定な条件を取り込みながら検討を進めることになる．変化をもたらす要因はできるだけ分析的に予測を行い，条件変化をもたらす事象については，考えられるシナリオを用意して，そ

システム設計に必要となる計画手法　17

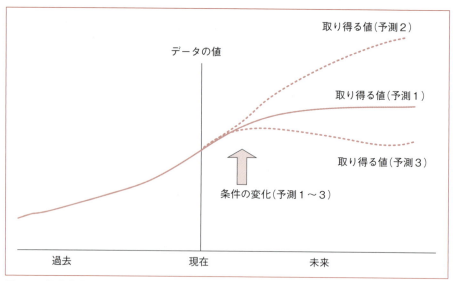

図3-2 探索的な予測の考え方

システム要素の状態	入力電圧 低い	入力電圧 高い
寿命	長い	短い
精度	低い	高い

図3-3 マトリクスによるシステム要素の規範的表現

れらの効果を配慮した予測を行う．また，過去の事象からそのような出来事が発生する確率を考え，これに対応したシステムの構築を考える．例えば，気象条件や経済的要因の影響を受けるシステムでは条件変化に対応したシステム設計が重要な課題になる．

　もう一つの予測として規範的な方法がある．これは，予想される事態を関連する項目としてあらかじめ用意しておく方法である．表にまとめた項目は組み合わせにより行列（マトリクス）構造をもつこともある．

　図3-3に簡単なマトリクスの例を示した．あるシステム要素について，その部分の入力電圧に対する状態が与えられている．この要素に対しては，設計時に検討しておく課題として，入力電圧が高いときの寿命短縮と，電圧が低いときの精度の維持があげられる．このように，システムに対する様々な要求事項を詳細に検討できる項目表の作成は，信頼できるシステム構築に有効な方法となる．

　マトリクス法は，タテとヨコの変数を考えて，それぞれの変数二つを組み合せて該当する内容を検討する考え方である．システム設計に際しては，システムの目的に合わせて各変数に対応する項目を列挙する．例えば，横軸にシステムの構成部分，縦軸にその機能に合わせた性能表な

どを配置するなどいろいろなマトリクスを構成することができる．それらの組み合わせを用いて，システムの要件を整理して分析することができる．

マトリクスの作成は設計段階で新しいアイデアを考える場合や評価段階でも役に立つ．例えば，横軸に新たに考えているシステムと類似した既存のシステムを並べ，縦軸に要求事項を並べれば，既存のシステムをどのように組み合わせればよいか，あるいは新たに考えなければならない項目などを比較的容易に探し出すことができる．

マトリクス法で大切なことは変数の選定と絞り込みにある．ここが曖昧であったりすると，縦横共にはっきりしない項目として，例えば「その他」-「その他」などの組み合わせが出現してしまい，分析が難しくなる．

3. フィードバックを利用した設計手法

前述の手法などを利用してシステム設計を行っても，必ずしも適切なシステムが完成するとは限らない．この場合，とりあえずできあがった既存のシステムに様々な改良を加えることになる．この改良や改善についてもわかりやすい手法が提案されているので紹介する．

手法はPDCAサイクルと称されるもので，一般に品質の向上や業務改善などに用いられる手法として利用されている．例えば，工場における商品の生産や業務の中で，現状の問題点を解決する手段として改良や改善を必要とする部分を特定して変更できるような仕組みと考えればわかりやすい．このような作業を継続的に実行できる手順として，改良や改善が連続的な流れとなるようにつくられたフィードバックの考え方である．

図3-4に示すように，PDCAでは全体の改善計画が計画（plan），実行（do），評価（check），改善（act）のプロセスを順に実施する手順が形成される．最後の改善（act）ではcheckされた項目の結果を吟味して，最初に用意された計画の内容を修正する．このときの変更には，そのまま継続・問題部分の修正・計画の破棄のいずれかを行って，もう

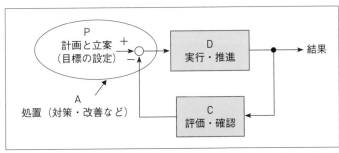

図3-4 フィードバックを用いる計画立案とシステム設計およびそれらの改善（PDCA法）

一度新しいサイクルに移行する．この手順を繰り返せば，初めの計画に従って実行（動作）しているシステムは徐々に改善されていくことになる．

　具体的な計画の内容としてまず目標を定めて，それを達成するための事項を選定する（P：plan）．この中で，作業の順序，期限，人員や費用などを設定しておく．次に計画に従ってその改良を実行・推進する（D：do）．初期の計画が実行された結果を評価し，あらかじめ想定した目標と比較してその効果を確認する（C：check）．最後に，問題点を洗い出してこれを解決するための有効な処置を考え，次の目標を決める（A：action）．

4. アイデアの発想法としてのブレインストーミング

　システムに限らず，何か問題を解決しようとしたときに，うまいアイデアが出てこないことはよくあることである．考えるべき情報があらかじめいくつか存在する場合には，前述したような手法を用いてこれらを分析的に処理することが有用である．しかし，先入観なしに考えるべき情報を探し出したり，何かを発想したりすることは相当難しい．このような場合には，「何を考えるかを考える」ことが必要になるからである．

　ブレインストーミングはこの状況において役立つアイデア探索の一手法である．ブレインストーミングは直訳すれば，「脳に嵐が吹き荒れる」とでも言い換えられるが，この手法は自由連想法と総称されるアイデア探索の代表的なものである．基本的には複数の人間によって行われる技法であり，集団でアイデアを出し合うことによって，発想された数多くの単語などの連想や組み合わせによって最終的に新しい発想の誘発を期待する方法である．

　ブレインストーミングは自由な発想が不可欠であり，その特徴と原則が実行上のルールに明示されている（図 3-5）．

5. ブレインストーミングの原則と手順

1）判断と結論の延期

　ブレインストーミングでは自由な発想が妨げられてはならない．この段階では参加者はアイデアを絞り出すことだけに専念する．判断は次の段階で行い，ここでは自由な意見や発想をできるだけ多く集める．また発想は新規性の高いものが尊重される．

2）自由に発想

　自由に発想されたアイデアをすべて受け入れる．「自由に発想する」のはかなり難しく，少しでも否定的なコメントがあると，以降の発想がしにくくなるので，批判は極力排除しなくてはならない．月並みなアイデアの羅列に終わらないよう，新規性を特に重視する．

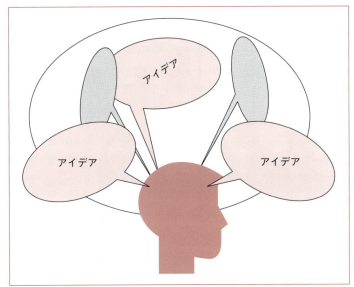
図 3-5　アイデア発想法としてのブレインストーミング

3) 発想内容の質より量
アイデアの数が多ければ，その中に良質の解答が含まれる可能性が増大する．とにかく数が多いほうがよいので，できるだけ多様な観点から発言できるように心がける．

4) アイデアの集約としての結合改善
玉石混淆(ぎょくせきこんこう)のアイデアには優れたものやそれほどでもないものが混じる．このアイデア群から適切な結論を導くために，この時点で重複したものを整理し，考え方の妥当性を吟味する．明らかに実現が困難であるものを除き，提案されたアイデアを基にして，それらを組み合わせたり変更を加えて新たなアイデアの創出を試みる．

この検討会はアイデア創出とは別に行ったほうがよい．

ブレインストーミングに先立って対象とする問題，課題などを質問文の形式で用意し，参考になる例として，あらかじめいくつかのアイデアを記述しておくと，会議の進行が容易になる．ブレインストーミングの議長役はアイデアの捻出を参加者とは別にして，さらに発言内容を記録する係を準備する．一般にブレインストーミングがうまく行われる人数は 5〜10 人程度といわれている．参加者は対象となる問題に実際に関わっているメンバーとして実績のある人，あるいはその案件外であっても対象となる問題について知識と経験のある人が望ましい．組織の管理者などの参加は発言の妨げになることもあるので注意する．ブレインストーミングはエンターテインメントのように，おもしろいアイデアばかりでは機能しない．受けを狙った発想にも全く意味がないわけではない

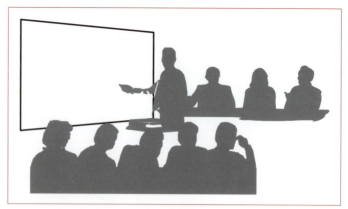

図3-6　ブレインストーミングの会議進行

が，主題にあったアイデアを真剣に考えることが大切である（図3-6）．

3　最適な条件を探し出す方法

　システム設計に際しては，設定すべき条件を初めとして，あらゆる段階でシステムとしての機能に合致した最適な状態を作り上げることが大切である．システムの構造は最も重要な要件であるが，内部の要素も結果として最適な状態が引き出せるような工夫が必要である．最適化とは与えられた条件の中で，最小のコスト（時間や費用など）で最大の効果をもたらす結果を導き出すことである．もちろん，システムの価値は考え方によって様々であるので，最大の価値を最小の努力で得る方法を考えなくてはならない．

　ある作業に費やした費用とその結果得られる利益の比をコストパフォーマンス（cost performance）と呼ぶ．これを費用対効果ともいい，対象となるものによって得られる効果（価格としての価値）を，それを作り上げるのに必要な費用で除して比の値を求める．従って，コストパフォーマンスの高いものは，支払いに要する費用に比べ，価値が大きいことを意味する．

　システム設計でも同様の価値判断が有効である．効果の大きなシステム設計とは，いくつかの制約条件が設定されている中から，最適条件を探し出して最良の結果を得ることであり，これを考える手段として以下のような様々な手法が存在する．

1. トレードオフ (trade-off)

　トレードオフとは二律背反の問題に対する最適な解決策を考える方法である．例えば，ある機械の駆動元にモータを使用したとしよう．モータをゆっくりと回せば，消費電力は下がるが，一方で，作業の速度が低下する．また，モータの回転数を上げれば作業速度は上昇するが消費電力も大きくなる．この場合，消費電力の観点から回転数の最適条件を求めるためには，電力を回転数で除して，その値が最小になる値を計算すればよい．常に最適値が存在する訳ではないが，背反する2つの条件が数式で与えられれば，この比を最小にする値を探せばよい．自動車の燃費などもこのように考えれば，移動距離と消費燃料から燃費が最も少なくなる条件を適用すれば，適正な走行速度が決定できる．

　目的とする関数の決定には価値基準が必要になる．上記の例でも機械の速度に応じて製品が完成すると考えると，その製品の価値が電力の価値より高ければ，モータの回転速度はできるだけ大きい方がよいという結論となる．また，速度に関しても燃費より時間に高い評価を与えれば，異なった最適解が得られることになる．

2. 線形計画法

　線形計画法は対象の価値基準を評価する際に，目標とする関数にいくつかの変数が存在する場合に有効である．特に，その変数群に対する制限が一次式で表されるような問題で，目標となる関数を最大，あるいは最小にする条件を求める場合に，線形計画法の考え方が利用できる．以下，具体的な例で考える．

　病院で数多く使用している装置AとBがある．これらのメンテナンスを行うことで，その後Aについては1台あたり年間5万円の利益が見込まれ，Bでは年間7万円の利益が見込まれる．いずれの装置も2段階のメンテナンス行程があり，Aは第1段階で1時間，第2段階で6時間の時間がかかり，Bは第1段階で2時間，第2段階で4時間の時間

Tips　4時間の余裕があったとすると…

　トレードオフの日常的な例を考える．一日が24時間しかない中で，生活に必要な時間を除いて4時間の余裕があったとする．この時間を遊びに使うのか，学習に使うのかは自由であるが，時間だけを考えれば二律背反である．どのように振り分ければ最大の価値が生まれるかが，価値の基準に依存することは明確であろう．遊ぶのは楽しく日々の生活を豊かにするかもしれない．一方で，勉強は大切であるが必ずしも楽しくないかもしれない．長時間勉強し続けると結果として学習能率の低下につながることもあるだろう．

　自分なりの価値基準を適切に与えて，結果として最大利益が生まれる条件を考えてみよう．

がかかる．また第1段階の作業ができる時間は年に100時間，第2段階の作業ができる時間が300時間であったとする．ある年に装置AとBをメンテナンスすることにして，利益を最大にするメンテナンス計画をたてなさい．

|解|

決定変数として装置A，Bのメンテナンス数をそれぞれx台，y台とする．

このとき以下の制約条件が成り立つ．

　　$x + 2y \leq 100$　　　①　　　第1段階の作業に対する制限
　　$6x + 4y \leq 300$　　②　　　第2段階の作業に対する制限

利益に対する目的関数は利益をkとすると，

　　$5x + 7y = k$　　　③

となるので，①，②を満たす条件でkの取り得る値の最大値を求める．このとき，x, yが整数にならない場合には，下位の周辺で正の整数になる条件を加えて，kの最大値を得る．

図3-7に示すように，制限式をグラフで表すと，式①とx軸，y軸で囲まれた部分は第1段階の制限条件（x, $y \geq 0$）を満たすことになる．同様に，式②と式①とx軸，y軸で囲まれた部分は第2段階の制限条件（x, $y \geq 0$）を満たす．

この条件でkが最大となる点（x, y）は

　　$x + 2y = 100$　　　④
　　$6x + 4y = 300$　　⑤

の交点となるので，④と⑤の連立方程式を解いて

　　$x = 25$, $y = 37.5$

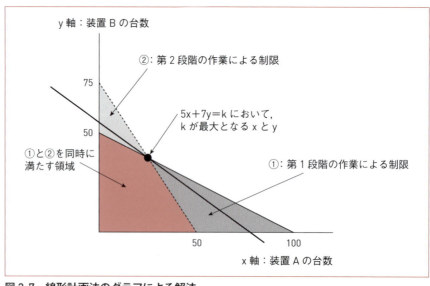

図3-7　線形計画法のグラフによる解法

となる.

x, y は整数となるので,条件から

$(x = 24,\ y = 38)$, $(x = 25,\ y = 37)$, $(x = 26,\ y = 36)$ の 3 点が近傍の点として選ばれる.これらを③に代入すると,

$k = 386$　$(x = 24,\ y = 38)$,

$k = 384$　$(x = 25,\ y = 37)$,

$k = 382$　$(x = 26,\ y = 36)$,

が得られる.これらを比較して装置 A を 24 台,装置 B を 38 台メンテナンスしたときに,386 万円が利益の最大値として見込まれることがわかる.

　注意すべき点として,条件次第で 2 直線の交点が必ずしも目的関数の最大点にならないことである.目的関数の傾きによっては,$x = 0$ または $y = 0$ が k の最大点となることもある.また,制約条件次第では第 1 象限（$x \geq 0$, $y \geq 0$）に交点をもたないこともある.この場合も $x = 0$ あるいは $y = 0$ が求める解になる.

　線形計画法では,変数の数が増えるとより多元の連立方程式を解くことになる.これを解くためには行列と呼ばれる数学が利用できるので,コンピュータを利用して容易に結果を求めることができる.制限条件が一次式以外の項を含む場合は非線形計画法と呼ばれ,一般的な解法は用意されていない.

3. 動的計画法

　最適化を逐次的に行う方法の一つであり,例で考えればわかりやすいが,まず,考え方を定義しておく.基本は「あるシステムが最適な条件を満たすとするならば,システムの最後の段階は,その前の段階からどのような経路をたどったとしても,その経路は最適な状態となっている」である.すなわち,現在の状態から次の状態に最適に移行するためには,現在の状態がどのような過去の状態によってもたらされたかは別にして,ここからは最適な方法を使って次の状態に移行することが必要であるとの考えである.

　図 3-8 はある作業にかかる費用とその手順を示した図である.作業手順にはいくつもの方法があって複雑であるが,その各段階での到達点が設定されていて,それぞれの経路に必要となる費用があらかじめわかっているとする.このような条件下で最も経費のかからない手順を探し出す方法に動的解析法がある.

　比較的わかりやすい問題を下に示す.起点が A で到達点が Y となるような手順と費用が図 3-9 のように与えられているとする.手順を示す経路は A から右または上に移動できる碁盤目の線で示し,その交点が各段階での到達点になる.また,線上の数値はその経路で必要となる費用である.

最適な条件を探し出す方法　　25

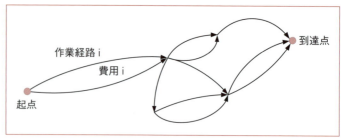

図 3-8　ある作業に必要な経費と手順の図式的表現

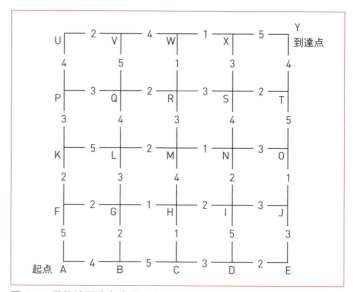

図 3-9　動的計画法を適用できる計画案（実行経路と費用を表す）

TOPICS
経費でなく利益であったら
…：この問題を変えて，各経路に記載された数値が経費ではなく利益であったとすれば，数値の和が最大となる経路を選ぶことができる．時間があれば考えてみよう．

このような場合，すべての経路に対して費用を計算してその最小値を選ぶ方法もある．組み合わせは順列で計算できる．右への移動を a，上への移動を b とすれば，aaaabbbb の順列の数を求めればよいので，経路は

8！／（4！・4！）＝ 70 通り

あることがわかる．これをすべて確かめるのは大変なので，もう少し賢い方法を考えよう．

最終目的地である Y への経路の一つとして点 S を考えてみる．S から Y へ至る経路には S-X-Y と S-T-Y の 2 通りあるが，S-X-Y の経路での費用は 3 ＋ 5 ＝ 8 であり，S-T-Y の経路での費用 2 ＋ 4 ＝ 6 に比べ大きい．したがって費用を最小とする経路では S から X に向かうことはないので，S-X の経路は消える．次にこの結果に基づいて R を起点として Y に至る経路を考える．R から Y に至る経路も R-W-X-Y と R-S-T-Y の 2 つがあるが，先と同様に考えれば，R から S への経路は無いことがわかる．さらに Q-W の経路では Q-V が消え，P-W の経路で考えれば P-U，U-V，V-W が次々と消えることがわかる．このよう

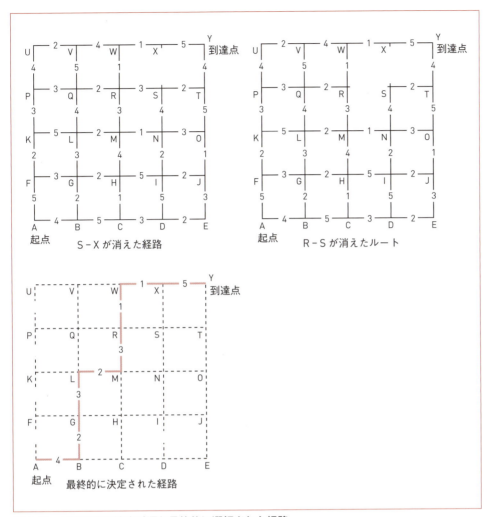

図 3-10　最適経路の決定手順と最終的に選択された経路

に逐次最適な経路を選択してゆくと，最終的な経路は図 3-10 のように A-B-G-L-M-R-W-X-Y となり，この間の費用は 21 となる．

経路や数値を選択手法と日数など取り扱う課題に即して定義すれば，この手法を実際の問題に活用することができる．この問題の解法の鍵は最後に現れる結果からその前段階を 1 ステップごとに評価選択することにある．

4. スケジューリングの記述と最適化
1) ガントチャート

何かの作業を行うためにはスケジュールの管理が必要になる．ガントチャートはプロジェクトや作業の生産管理などで使われる工程管理図である．作業の計画とそのスケジュールを時間を横軸にして棒状の線で示す．図 3-11 のように縦軸に作業や資源の内容を配置して，その作業に必要な期間を横軸に表す．各作業に対する所要期間に比例した長さの横

ID	タスク名	開始日	終了日	期間	2012年
1	設計	2012/04/02	2012/05/15	6.4w	
2	部品調達	2012/05/15	2012/08/14	13.2w	
3	組み立て	2012/08/15	2012/09/14	4.6w	
4	加工：第1段階	2012/05/01	2012/06/01	4.8w	
5	加工：第2段階	2012/06/04	2012/07/13	5.6w	
6	組み立て準備（予備）	2012/07/16	2012/08/14	4.4w	
7	検査と試験	2012/09/17	2012/10/15	4.2w	
8	最終確認のための予備	2012/10/16	2012/11/19	5.6w	
9	完成	2012/11/20	2012/11/20	0.2w	

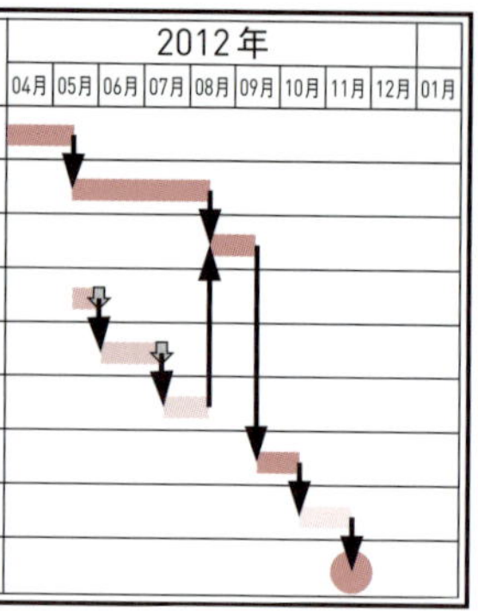

図3-11　ガントチャートの一例

棒が，開始と終了日時と共に示される．このような図を作成すると，それぞれの作業の開始と終了がはっきりわかるので，これに関連した作業の予定も組み易く，担当者もスケジュールの全体像が容易に把握できる利点がある．また，この図を基にして，時間の短縮や作業順序の改善など作業の最適化を行うことができる．

このチャートの欠点は，作業が複雑に入り組んだ場合に作業間の関連性が表現しにくいことである．特に，ある作業が遅れた時などにその影響が全体にどの程度関与するかが明示されないので，作業状況の変化に対応しにくいことも指摘できる．しかし，現在ではコンピュータ上で簡単にチャートを作成できるのでこの欠点は解決できるようになった．例えば，後述するPERT法などを利用したプロジェクト管理ソフトなどにより作業相互の関係を再計算すると，状況の変化に適応したガントチャート画面としてスケジュールを表示することもできる．

2) PERT法とクリティカル・パス

ガントチャートなどで表現された計画表は必要に応じて変更できることも大切であるが，実行に先立って可能な限り最適化された計画を作ることが重要な課題である．PERT（Program Evaluation & Review Technique；計画の評価と見直しの手法）法は，作業などの計画に当たって，手順の計画が合理的であって最適なものになっているかを確認するための方法である．目標が設定された作業の流れに対して，これを効果的に行うための方法である．期間，コスト，人員，物などの適正な管理手法として幅広く用いられている．

PERT法は以下の手順で進められる．

a) 最終目標を設定して，プロジェクト全体の計画を立てる．

b) プロジェクトに関わるすべての要素を決定して，決定された作業名のすべてに対して日数，コストなどを計算する．

c) プロジェクト進行の手順を考慮して作業の繋がりをネットワーク

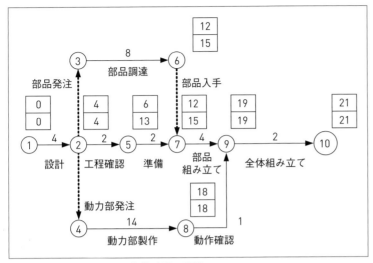

図 3-12　PERT 法による作業手順の記述

として構築する．

d) このネットワークに基づいて，例えば，全体の作業が最短で完了できる日程の計算を行う．
e) 工程に支障の出る作業内容を吟味して，最適化を図る．
f) このプロジェクト全体に必要な費用を計算する．

図 3-12 のような簡単な例で PERT 法について具体的に考える．PERT 法に従った記載法で行程を図示したものである．

ある装置を設計して組み立てるのに必要な工程と，それに要する日数が記載されている．経路は工程の内容とそれに必要な日数が線上に示され，点①から⑩はそれぞれ前の作業の終了点（あるいは次の作業の開始点）を示している．作業は独立に行われ，同時進行ができるものとする．また，合流点ではそれまでの作業が完了していないと次の作業に入れないとする．

どの作業も同時に行うことができない場合には，すべてに要する日数は各作業工程の日数の総和になる．

この条件下ですべての工程を終了するのに必要な日数の最小値を考え

PERT 法を利用する

一人ですべてを行う作業でも，待ち時間などが発生する作業では，手順を上手に考えると各工程の総和より全体の時間を短縮することが可能になる．例えば，カレーライスを一人で作って食べることを想定してみよう．ご飯を炊くのは，米を研いでおけば炊飯器が作ってくれるとする．この場合，一人で行う作業は米を用意して研ぐことと，炊きあがった米を皿に用意することだけである．またカレースープを火にかけて煮込む場合も，その間に自由になる時間を見つけることができるかもしれない．

適当な料理のレシピに従って PERT 法を利用した最適作業手順を計画してみよう．

最適な条件を探し出す方法

る．設計から完成までの行程をつなぐ経路は
- ①-②-⑤-⑦-⑨-⑩
- ①-②-③-⑥-⑦-⑨-⑩
- ①-②-④-⑧-⑨-⑩

の3本存在する．これらの中で，必要となる日数が最も長くなるような経路をクリティカル・パスという．この装置の完成までに要する時間はクリティカル・パスの長さに等しく，これより早く作業を完了することはできない．図を使ってクリティカル・パスを求める手順を示す．

まず，開始日を0として初めの作業となる設計終了日を求める．各点の右上に上下2段の枠を用意して，枠内上段には初めを0として，各作業工程の所要日数を順次加えて，各点でその値を記入する．

次に作業の関連を矢印の通りにたどり，後続の作業の最早開始日と最早終了日を順に求める．先行する作業結果が複数存在するときには，それらの終了日の中で最も遅い日が，その作業の最も早い着手日になる．すなわち，線の合流する点ではその前の経路の最大値を記入すればよい．この手順を進めて最終的な作業が終了するまで，上段の枠に数値を記載する．

このような計算によって，上段の枠内にはその点における最も早い工程終了日が示される．

次に，そこから逆に，最遅終了日・最遅開始日を順に求め，下段枠内に記載する．計算は，終了点の枠に記載された数値から各作業工程で必要となる日数を順次差し引いてその値を記入する（この図には現れないが，分岐点で後の工程から差し引いた数値が異なる場合には最小値を記入する）．結果として，下段の数は最も遅い工程終了日を示すことになる．

上段と下段で数値が異なることがあるが，これはその工程における日程的な余裕と考えることができる．すなわち，上段と下段の差の日数だけその工程に余裕を与えることが可能である．例えば，図で⑤-⑦間の準備には7日の余裕があり，部品組み立てにも3日の余裕がある．この余裕は互いに関係するので，2つの行程が独立して余裕を持っているわ

医療におけるクリティカル・パスとクリニカル・パス

医療においてクリティカル・パスは少し違った意味で使われている．実際の医療では質の高い医療を提供することを目的に検査，入院から退院までの計画を立て，それぞれの予定や治療の内容，リハビリテーションの計画，退院の時期などを一覧表にして患者へ提示する表のことを指すことがある．誤解を避けるために，このような表をクリニカル・パスと称することもある．

医療における計画表自体は患者と医療提供側の双方に利便性があるので，有用ではあるが，必ずしも検査から退院までの最短期間を得るためのものではない．

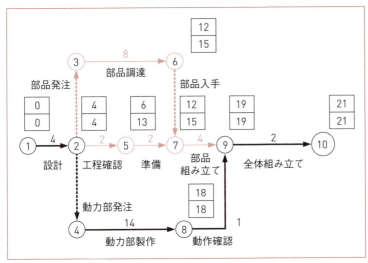

図 3-13　PERT 法を用いたクリティカル・パスの作成

けではなく，前の行程で余裕を使い切ってしまえば，次の工程に回す余裕はなくなってしまう．

　これら数値の算出法とその取り扱いが PERT 法の特徴である．枠内の数値が等しい場合は，最早開始日＝最遅開始日となるので，この経路をたどると，作業がこの工程より短縮できない理由とその経過日数が明らかになる．この経路がクリティカル・パスとなる．

　図 3-13 にこの例におけるクリティカル・パスを示す．

　クリティカル・パスからこの作業全体を考えると，外部に発注した動力部の製作と動作確認による日数が全体の作業日程を支配してしまうことが明確になる．すなわち，この日数の短縮が可能であれば，全体の作業期間を短くすることができる．例えば，設計段階で動力部を既存の製品が利用できるようにすれば，この経路はこの製品に対する発注，納品に要する日数と置き換わるので，他の工程が変わらないとして発注から 12 日以内に製品の入手ができれば，クリティカル・パスは 18 日となり，3 日の短縮が可能となる．

3) フローチャート

　一般的に用いられるフローチャートはコンピュータでプログラムを組むときに，処理の流れをわかりやすく理解できるように記述する方法のことである．計算や処理の手順を図や線で表したもので，「流れ図」ともいう．図 3-14 のような記号を使って，作業手順を記号と線で結んで表現する．作業が繰り返されたり，条件次第で異なる作業が必要とされるような計画でも，流れに沿って全体像を理解しやすく表現できる．文章だけでは複雑になりすぎて正確に理解しにくい場合に，有効な手段となる．

　最近のプログラム手法ではプログラムの考え方と組み方が変化してき

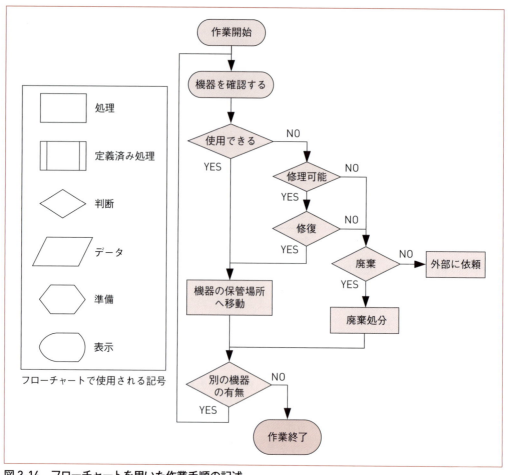

図 3-14　フローチャートを用いた作業手順の記述

たので，古典的な方法によるフローチャートは次第に使わなくなってきている．その一方で，プログラム作成とは別に，システムや作業手順の計画や説明には便利であり，この方法を理解しておくことは必要である．

図 3-14 は臨床工学技士が ME 室に戻ってきた使用後の機器を点検して整理する状況を簡単な流れ図で表現した例である．

4 システムの評価

すでに述べてきたように，完成されたシステムがうまく動作している状態では，その設計段階でシステムが備えるべき機能と要素への分類，その有機的な繋がりが正しく行われていると考えてよい．従って，改め

てシステムの評価が必要になるのは，システムに何らかの問題が見つかった場合である．逆の観点から考えるなら，システムの設計と評価は一対のものであり，システム評価はシステム設計の手順と同様の考え方に基づいて行えばよいことがわかる．ここでは記述の重複を避ける意味で，システム評価に固有の考え方を説明する．

1. 費用-効果分析

設定された目的を実現するにあたって，必要となった費用に対して，結果としての効果がどの程度得られたのかを考える．このとき，効果を費用と同じ金銭的な価値に置き換えて，効果／費用の値を計算すると，費用-効果（コストパフォーマンス：cost performance）が数値化される．すなわち，費用対効果が高いシステムはそのシステムを導入する費用に対して，結果として得られる効果が大きいことを意味する．この効果は必ずしも利益として表現されるばかりではなく，従来のコストが削減できる大きさや時間短縮などによって生まれる効果なども含まれる．したがって，同一の目的のためにいくつかのシステムが存在する場合には，費用対効果を算出して比較することができる．

この方法で最も大切なことは，費用や効果の算出とその根拠，考えるべき範囲などの適正さを別に評価しておく必要があることである．算出根拠が曖昧であれば，比較された結果もまた不確かなものになる．例えば，システムがソフトウェアで提供されるような場合に，ソフトウェアの価格ははっきりと提示できる．しかし，それに含まれる機能のうち，実際に実行する対象がどの程度あるか，含まれた機能をすべて使用するのか（使う能力があるか），など効果に関しては不正確になる場合も少なくない．さらには，システムの不備を改善するために新たに発生する費用なども，事前に評価することはそれほど易しくない．

このような問題を検討する際にも，前述したシステム設計の考え方や，「第4章」に述べる信頼性，安全性の分析などが有用となる．

2. 技術アセスメントと環境アセスメント

アセスメント（assessment）という用語は，主に評価，査定の意味で用いられている．どのような対象を設定してもよいが，対象としての

身近な，費用-効果分析例

コンピュータに標準的に搭載される文書作成ソフトや表計算ソフトなどで，実際に有益に使われる（使える）機能の割合を考えてみるとよいだろう．教科書なども同様で，買っただけでは費用だけが発生するが，勉強に使用する頻度や内容の理解度に応じて効果の大きさは人によって異なる．よく勉強して費用対効果の高い使い方を目指そう．

システムやその開発自体が周囲に対して与える影響の程度と範囲などを評価することをいう．評価結果に従って，事前に問題点を整理して解決策を講ずることができる．影響が過大と判断されれば，その計画自体を再検討することもある．アセスメントはその規模によっては比較的簡単に行うこともできるが，影響が大きい場合には外部の専門機関など，信頼できる評価の裏付けが要求される．

　技術アセスメントでは先進技術が社会に受け入れられる過程で，技術が及ぼす影響を適切に評価しておくことが課題となる．特に，人の健康やそれと関連する環境に関わったリスクは過去のデータなどがないため，不確実で具体的な証拠のないものも多く含まれてくる．このため，技術アセスメントに際しては，学術的な専門性と公正な判断が求められることになり，独立した専門の機関で行うことも増えている．

　環境アセスメントについても同様で，多くの事象が絡んだ複雑な予測を行うこともあり，大規模な計算によるシミュレーションなどが必要になるばかりでなく，その判断に対しても高度の専門性が要求される．

第4章 システムの信頼性と安全

1 信頼性とは

　信頼性とは装置，機器，システムおよびそれらの構成要素が設計に当たって定めた条件の範囲で予定した機能を発揮し続ける能力のことである．すなわち，信頼性が高い装置ほど設計通りに動作できる確率が高いことになる．信頼性を損なう大きな要因は故障である．故障はその原因によっていくつかのタイプに分類できる．システムの構成要素の一部が故障する事態はシステムの信頼性に影響するが，設計次第で故障した部分があっても全体としての機能が低下しないようなシステムをつくることも可能である．

2 故障

　一般にシステムは複数の要素で構成されている．このとき，個別の要素の不具合はシステム全体の信頼性に影響を与える．影響の度合いは要素ごとの不具合の程度やその発生箇所に依存する．故障により機能が損なわれたシステムや装置は

　・全く動かない
　・異常な動作をする
　・異常に気がつかない

のいずれかの状態に陥る．たとえ異常に気づかなくても，設計時に要求された仕様を完全に保証することはできないので，システムの安全な運用に有害な結果をもたらす．

　故障は3種類のパターンに分類されている．

1. 初期故障

　構成された部品がはじめから故障している場合や，機器の導入後すぐ

故障　35

に起こる故障で主に設計や製作時のミスで発生する．この故障が製品の検査や試験で見過ごされると，実際の使用時に初めて発生することになる．このタイプの故障はシステムの使用時間が長くなると次第に減少する．

2. 摩耗故障

部品が耐用寿命を超えるとその部品の機能が損なわれるので故障につながる．単に時間だけでなく，特定の部分が繰り返し使用されると，次第に劣化して新品のときと同様の機能を満たすことができなくなる．従って摩耗故障が発生する時期はシステムの要素ごとに異なる．このような故障は人の寿命のように避けることができない．使用頻度が高いなど，特定の部品に負担が集中する場合には，その部品の寿命によってシステム全体の寿命が規定されてしまうので，この部品を消耗品として簡単に取り替えのきく構造にしておくことも必要となる．

3. 偶発故障

偶発故障は理由の如何によらず，偶然発生する故障のことである．故障の原因が外的な要因にある場合や，操作ミスなどによって引き起こされることもある．偶発故障はシステムに要求された環境条件を正しく守り，また適切に運用している場合には故障頻度は比較的少ない．しかし，運用時期に関係なく，どの時点でもある確率で起こり得る故障として認識しておく必要がある．

上記した3種の故障によりシステムが障害を受ける確率を装置の使用時間との関係で示すと，図4-1のように表すことができる．この関係はバスタブ（浴槽）の形に似ているのでバスタブ曲線という．人の死亡率曲線もバスタブ曲線に類似している（図4-2）．死に至る病が人を構成する様々な臓器や器官の疾患（故障，不具合）によって生ずると考えればこのような曲線になる意味が理解できる．

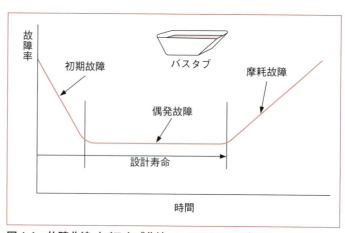

図 4-1　故障曲線（バスタブ曲線：bath tub curve）

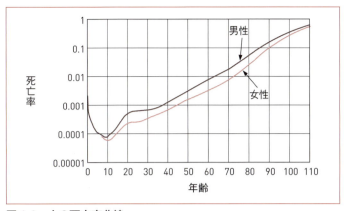

図 4-2 人の死亡率曲線
(厚生労働省 第 21 回 生命表〔平成 23 年〕より作成)

3 システムの信頼度

　システムは複数の要素で構成されているので，個々の要素の信頼性がシステム全体の信頼性に影響を与える．個別の要素の信頼度を，ある時点でその要素が正しく動作している確率として表し，これを信頼度（reliability）と定義すると，システム全体の信頼度を個別の要素の信頼度から計算することができる．

　信頼度を数値に置き換えると，この計算は容易である．システムのある要素が完全に動作するとしたとき，この要素の信頼度は 1 であるとする．また要素が全く動作しない場合，この要素の信頼度は 0 である．したがって，一般的な要素の信頼度を考えるときは，信頼度 R の範囲は $0 < R < 1$ とする．

1. 直列システムの信頼度

　例えば心拍数を計数する場合，心電図を計測してその波形（例えば R 波）から心拍数を数えるシステムを構成したとする．このとき，心拍数を正しく測定するためには心電図および R 波の抽出のいずれもが正確に動作する必要がある．例えば図 4-3 に示すように，心電計の信頼度が 0.9，R 波の抽出部の信頼度が 0.7 であった場合，システム全体の信頼度 R は $0.9 \times 0.7 = 0.63$ となり，各要素の信頼度より低下する．このように，直列システムではシステム全体の信頼度は各要素の信頼度の積で表すことができる．したがって，同図に示す式に適当な数値を代入して計算すると，要素の数が多くなるほど全体の信頼度が下がることが確認できる．

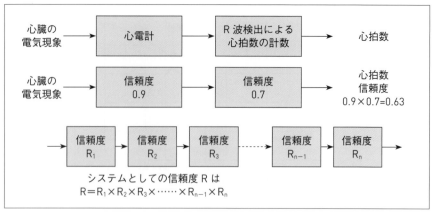

図 4-3　直列システムの信頼度

2. 並列システム

並列システムも複数の要素からなるシステムである．しかし，直列システムとは異なり，すべての要素が故障してしまわない限り，システムの機能は維持される．例えば，2つの要素の信頼度が R_1，R_2 であったとき，全体の信頼度 R は

$R = 1 - (1 - R_1) \times (1 - R_2)$

と表せる．ここで $R_1 = 0.9$，$R_2 = 0.7$ のとき，R は 0.97 となり，前述した直列システムより遙かに高い信頼度が得られることがわかる．心拍数の計測に心電図と容積脈波とを併用した場合などがそれに相当する（図4-4）．

3. 少し複雑なシステムの信頼度

並列システムに多数決の考え方を組み込んだシステムを考えてみる．

並列システムはシステムの信頼性を向上させる点では有効ではあるが，もし2台の並列システムが異なった結果を出力した場合には判断に支障がでる．例えば，2台の装置で心拍数をモニタしていて，その数値が60と80であったとするなら，どちらを信じればよいだろうか．その場合には，おそらくもう一台の装置を用意して，どちらが正しいかを判断することになる．

このように，同程度の能力を持つ装置や要素を3組搭載すれば，どれか1台がトラブルを起こしても残る2台から正しい答えを導くことができる．

図4-5に示す並列システムで多数決の考え方を導入すると，信頼度は以下のように計算できる．

総合的な信頼度は下記の①②の和となる．

① 3台とも正常な場合

　$R_1 = R_A \times R_B \times R_C$

② どれか一台が故障した場合

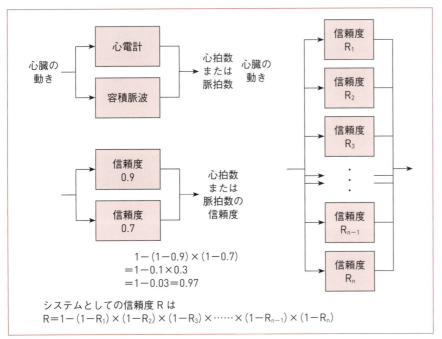

図 4-4　並列システムの信頼度

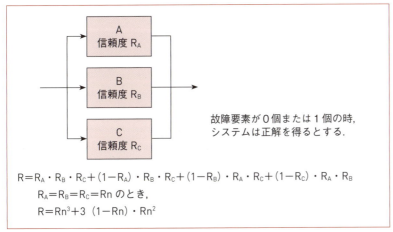

図 4-5　多数決によるシステム信頼度の決定

$R_2 = (1-R_A) \times R_B \times R_C + (1-R_B) \times R_A \times R_C + (1-R_C) \times R_A \times R_B$
従って，
$R_1 + R_2 = R_A \cdot R_B \cdot R_C + (1-R_A) \cdot R_B \cdot R_C + (1-R_B) \cdot R_A \cdot R_C + (1-R_C) \cdot R_A \cdot R_B$

となる．

この信頼度を単純な並列システムと比較する．計算を簡単にするために，すべての要素の信頼度を 0.7 とする．並列システムでの信頼度 R は，

$R = 1 - (1-0.7)^3 = 0.973$

となる．

一方，多数決システムでは
$$R = 0.7^3 + 3 \times 0.7^2 \times (1-0.7) = 0.343 + 0.441 = 0.784$$
となる．多数決システムでは，3台も使っている割には，全体の信頼度がそれほど高くなっていないことに注意したい．これは多数決の考え方の導入が，システムが動作するための要件としてではなく，正しい計算（測定）結果を拾い上げる方法として使われるためである．単純な2台並列のシステムで，両方が一致した結果でなければ採用できないとするのと同様の機能である．その場合，並列システムで正しい結果を得る条件は，$0.7 \times 0.7 = 0.49$ となってしまうので，これに比べれば3台を使用することの利点が理解できるだろう．

4. システムにおける冗長性

並列システムを多用すればシステムの信頼度は向上する．一つの目的のために必ずしも必要でない要素を用意するのは効率的な方法ではないように思える．しかし，システムが故障したときに発生する危険性を考慮した場合，無駄なようでもあらかじめバックアップとしての機能をもつ要素を準備しておくことも必要である．システム故障の影響が致命的な結果をもたらす恐れのある医療システムでは必須の要素であろう．

スペースシャトルに5台のコンピュータを搭載

NASAのスペースシャトルではシステムの信頼度を高くするために，1機当たり5台のコンピュータが搭載されていた．ソフトウェアのバグなどの異常に備えて5台のうち4台を同じソフトウェアを用いたシステムとし，残り1台を異なったOS（オペレーティングシステム）上のソフトウェアとして計算を行い，それら相互のエラーチェックを行った上で制御を行ったとされている．

冗長

冗長とは国語辞典によれば「くどくどとしていて長いこと」のように，あまり褒めるべき言葉ではない．同じことを何度も繰り返したり，必要以上に説明が長かったりなど，無駄の多い表現に使われる．これに対して情報としての冗長性は信号伝達における信頼性の確保のために，不必要ではなく逆に有効な手段としての意味をもって使われる．

4 故障と修理

　ある装置が故障したとき，その装置は修理しなくてはならない．修理中は別の装置によって機能を代行することになる．修理の頻度やそれに要する時間もシステムの信頼度を測る尺度となる．
　①ある装置の修理にかかる時間の平均を平均修理時間（MTTR：mean time to repair）という．
　②ある故障と次の故障の間の平均時間を平均故障間隔（MTBF：mean time between failures）という．

　修理中はその装置が使用できないので，装置が機能している時間との比を求めると，装置を使用できる確率が計算できる．この比をアベイラビィリティ（A：availability）という（図4-6）．
　A ＝ MTBF／使用を期待した期間 ＝ MTBF／（MTBF＋MTTR）
と表せる．

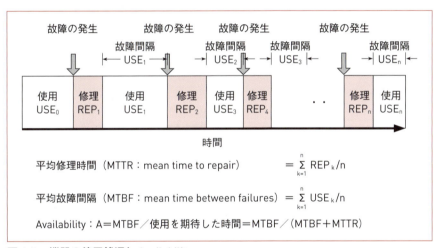

図 4-6　機器の使用状況と Availability

5 故障の解析

　故障があればその原因を探って修理することになる．複雑な機器では

故障の原因を調べることが難しくなるが，動作不良の原因を正確に突き止めることは修理に必須の要件である．どのような要素の不良が故障を引き起こしたのかを解析するためにはいくつかの手法が提案されている．

1. FTA：fault tree analysis ("故障の木"解析)

　故障が起こる可能性や故障の原因を探るときに有効な手段である．システム内で発生する可能性のある障害の要因（故障や事故）を具体的に規定して，障害となる事象の発生要因を上位から下位に順次論理的に記述する．この記述は故障や事故の直接的な原因から間接的な原因に至るまで，論理的な因果関係を明らかにしている．また，ある事故や故障を対象として，このときに最下位に位置する事象の発生頻度を想定すると，論理的に一つ上位に位置する問題事象の発生頻度（確率）が決定されるので，これを繰り返して，上位に位置する特定の対象に限定した故障や事故の発生確率を求めることができる．FTA では"故障の木（fault tree）"と呼ばれる樹形図を用いて解析対象を記述する．論理的なつながりとして AND や OR といったブール論理を用いてシステムにおける故障などを代数的に計算することができる．

　FTA では問題とする事象を FT 図の最上位に置く．図 4-7 では家庭用の電気血圧計の測定不良状態について FTA を示した．測定不良となる 1 次的な要因を下位に示し，さらに 2 次的要因以下を，1 次の要因と適切な因果関係になるように示す．最下位まで完成させれば，ここでその原因の発生確率を見積もる．そこから逆に確率を計算（OR の場合は

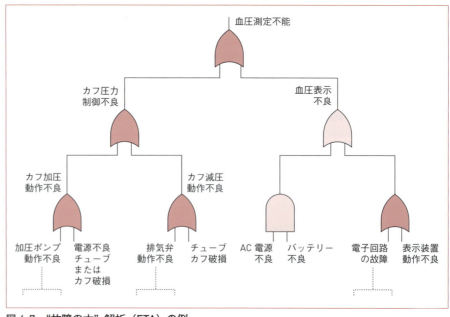

図 4-7　"故障の木"解析（FTA）の例

加算，AND の場合は乗算）して最上位のトップ事象の確率を得ることができる．

FTA を行うためには装置全体がどのような要素の組み合わせで構成されているかをあらかじめ熟知していることが要求される．その意味でも，機器のシステム的な理解が操作のみならず，故障に対する対処などを行う際にも必須であるといえる．

2. "故障の木" の作り方と "解析" の手順

次の手順で "故障の木" を作り，解析を進める．

（a）最上位に位置する事象を考える．この事象はシステムの故障または重大事故である．一方，最も下位に属する基本事象には，これ以上細分化できない事象，あるいは改善の対象となる事象を置く．

（b）システム全体を階層的に表現する．このとき，システムは要素に分割され，さらにサブシステム，ユニット，部品などの順に分割の度合いを深めてゆく．FT 図（故障の木）を作成する際には，信頼度を評価するときに用いるブロック図を参考にするとよい．ブロック図で示されたシステムの要素で，直列に接続されるブロックは OR ゲート，並列に接続されるモデルは AND ゲートに対応する．

ここで注意すべきはブロック上で直列となる場合が OR で並列が AND となることである．これは FTA においては，そのブロックの動作が不良となる状態を考えるためである．すなわち，要素 A と要素 B が直列である場合にはそのどちらか一方でも動作しなければ，結果としてその部分は動作しない．したがって，論理記号で表記すると，

$$\overline{A \cdot B} = \overline{A} + \overline{B}$$

となる．またブロックが並列になる場合には，両方とも動作しない時にシステムが動作しない（どちらか一方が動作すればよい）ので，同様に

$$\overline{A + B} = \overline{A} \cdot \overline{B}$$

が成り立つ．

（c）最上位の事象を発生させる 1 次の階層（1 次要因）で考えられる故障を FT 図に示す．

（d）この関係を論理記号として記載する．

（e）同様に，1 次の階層要素に対して，その故障原因となる 2 次の階層（2 次要因）の故障を FT 図に記述する．このとき，FT 図には，単に装置や部品の故障だけでなく，人為的なミスなど故障の原因となる様々な環境条件を記載することもある．

（f）さらに階層を細分化して最終の階層となる基本事象まで FT 図を作る．

（g）FT 図に基づいて，定性的解析あるいは定量的な解析を行って故障が発生する経路を明確にした上で，問題となる発生経路の改善を試みる．

故障の解析　43

3. FMEA：Failure Mode and Effects Analysis（潜在的故障モード影響解析）

　FMEA は製品の設計や工程設計などで発生する障害事象を故障モードとして書き出し，それぞれの段階別に発生する問題を具体的に記述することで，故障の実態を明らかにする手法である．

　FMEA の一般的な手順では対象となるシステムの部品や構成要素をすべて確認して，解析対象とするものを定める．次に，それぞれの要素について考えられる故障の状態をモードとして分類し，その原因を考える．モードごとにシステムに及ぼす損害の度合いを評価し，推定される故障の確率とシステムの損害の大きさを総合的に考慮したリスクの評価値から検討する．リスクに対する優先度を RPN（Risk Priority Number）といい，

$$\text{RPN} = 事故の影響の大きさ × 発生頻度 × 検出難易度$$

として計算する．

　記述されたシステムへの影響，故障発生頻度，緊急度などからシステムに対する致命度を順位付けして対策の方法や費用などを考慮し，対策の優先順位を決定する．このような考え方は機器の設計やソフトウェア作成，作業工程表の作成など，幅広く応用できるので，企業内ばかりでなく医療現場でも十分利用できる概念である．

　例えば，システム障害の影響度を医療機器に当てはめて考えると，機器の故障が臨床に与える影響は，その時点での患者の安全だけでなく，医療行為がどの程度中断されてしまうかなど長期にわたる影響も考えなくてはならない．それらは影響度として数値化することができる．影響度や事態の深刻度に関しては，患者や操作者がけがをしたり，大きな障害につながるなどを 10 とし，影響が小さいと判断できる場合に数値を小さくする．

　機器の故障や障害の事態の発生頻度は数値化できる．発生頻度を，故障や障害の起こる確率が 1/2 以上であれば 10，1/400 程度なら 5，1〜2 ppm 以下（100 万分の 2 以下）であれば 1 とするなどして，10 段階で評価する．

　異常な兆候発見の難易度は使用時や点検時に，どの程度容易に検知できるかを 10 段階で示す．例えば，80% 以下の割合でしか兆候を発見できない場合には 10，90% 発見できる場合に 5，99.5%（ほとんど間違いなく発見できる）場合を 1 とする．数値が小さいほど異常状態の発見が容易にできることになる．異常発見の確率が計算できないような場合には検出度の評価に関して，それぞれの故障モード（故障の箇所や故障の起こり方）で，

　　・故障や障害の兆候が簡単にわかる

　　・動作の状態でわかる

　　・目視点検でわかる

・分解点検と検査でわかる

・壊れて初めてわかる

などで順位付けをして検出の度合いを数値化すればよい.

これらの組み合わせで，リスクに対する優先度が評価できるので，そのような事態が発生しないように日常的にチェックしておくポイントの確認や作業の優先度を合理的に決定できる.

4. FMEAワークシートの作成手順

a) 対象となるシステム（装置や機器）に生じる可能性のある故障の状態（故障モード）を想定する．同時に，その原因となる故障や障害のメカニズムを分析する．

b) 故障がその部分に留まった単一的な状態であるか，あるいはシステム全体へ影響を与えるような致命的なものかを識別する．

c) 故障の兆候などが事前にどの程度把握できるのかについて評価する．

d) 故障の発生を抑える，あるいはその影響が無くなるような対策手段を考える．

e) 最後に，そのモードに関して対策が行われたかを確認する．

設計者は表4-1に示すようなFMEAワークシートを作成して提示し，システムの責任者がそれをチェックして稼働の条件などを整備する．

評価点の記入に際しては通常，評点を10点法で計算する．このように，各要素についてリスクの大きさが数値化されるので，対策の優先度を数値で分類することが可能となる．ここではA：751〜1000，B：501〜750，C：251〜500，D：0〜250として分類した結果Cと判定されているが，システムのすべての要素について判定を行い，Aから順に対

表4-1　FMEAワークシートの表記例

要素名称	故障モード	想定原因	影響 サブシステム	影響 システム	評価1 影響度a	評価1 発生頻度b	相対リスク a×b	評価2 兆候発見の難易度c	危険優先度 a×b×c	対策優先度
警報装置	警報信頼性喪失	センサー異常	誤表示	停止	8	4	32	8	256	C
	*	*	*	*	*	*	*	*	*	*

FTA, FMEAのソフトウェア

FTAやFMEAなどの故障分析，評価を対象としたソフトウェアがパッケージとして販売されている．それらは主として企業における製品の設計や製作工程でのリスク管理として利用されているが，日数限定で試用できるものもあるので，興味があればダウンロードしてどんなものか確認してみるとよいだろう．

策を行うなどして有効な処置を手順よく行うことができる.

　FMEA に関して注意すべき点は想定外の問題には対処できないことである. FMEA では，起こり得る事象（故障などの問題）を事前に想定しているので，想定外の事象とは，「そのことは考えていなかった」あるいは「そんなことが起こるはずがないと考えていた」ということになる. また，リスクの優先度が事故の影響の大きさ，発生頻度，検出難易度などの積で計算されるため，数値の使い方次第で真のリスクが小さく計算されてしまうことも考えられるので，慎重さも求められる.

6 　システムと人間

　事故を起こさないために「人は必ず過ちを犯す」という原則を念頭に置いたシステムの設計が必要となる. 事故を防ぐためにはいくつかの基本的な考え方がある.

　フールプルーフ（fool proof）は過ちが起きないようにするための方策である. ふたを開けないとスイッチが操作できないなどの仕掛けは不用意なスイッチ操作によるトラブルを未然に防止する効果がある. また，フェイルセーフ（fail safe）は過ちが生じて何らかのトラブルが発生したときに，もたらされる結果が重大事故に繋がらないようにするための方法で，機器が故障したときに自動的に安全な形で収束するように設計された場合がこれに相当する. 鉄道の非常ブレーキシステムなどは代表的なフェイルセーフである. また，ある部分が故障した場合にあらかじめ用意した複数の正常な要素に切り替えられるような多重系も安全のために有効な手段である. これとは別に異常の際の警報システムなども重大事故を防ぐ手段の一つになる.

　システムに故障や事故が起こったときの対策は以下の手順で行う.
①事故や故障情報の収集
②原因分類と分析
③緊急度の分類
④対策の優先順位と方法の検討
⑤処置の実施
⑥対策の効果判定
⑦今後の対策への活用

7　医用電気システムとシステム安全

　医療の場では様々な機器が用いられるが，現在では多くの機器を同時に，あるいは組み合わせて使用することが多く，単独の機器のみでの医療は機器を使うことのほうがむしろ少なくなっている．このような環境ではそれぞれの機器が単独では安全の範囲内にあったとしても，全体としての安全性については別に考えておくことが必要になる．

　電気的安全の基本である漏れ電流を例にとって考えてみよう．単独の機器に対してはそれぞれの正常状態，単一故障状態に対応して漏れ電流の許容値が規定されており，それらの検査方法も準備できている．しかし，複数の機器を同時に使った場合には，その数に相当した漏れ電流が加算されて流れることもあり，必然的に使用する機器が増えれば危険性が増加する．単なる漏れ電流の加算だけでなく，機器間の相互作用（干渉）なども機器自体や医療環境に影響を及ぼすことが考えられる．従って，機器に対する安全対策には機器の組み合わせを考慮した安全対策が必要であり，これを一つのシステムとしたシステム安全として考えることが必要となる．この安全対策に関しては，それぞれの機器の提供者であるメーカではなく，医療の場で複数の機器を同時使用する使用者がその対策を講じなくてはならないことが起こりうる．

　あらかじめ決められた組み合わせであって，初めからシステムとして提供する場合には製造者の側で危険性を考慮して対策を講じることが可能である．これに対して医療現場で複数の機器を同時に使用する場合（組み合わせ使用）には単独での使用とは違ったシステムとしての安全性を別に定めておく必要がある．製造側がシステムとして使用者に提供する場合は，あらかじめ総合的な危険性を予測できるわけだから，それなりの対策を立てることができる．

　この考えに基づいて以下のような医用電気システムの安全要求事項が

JIS T 0601-1-1

　現在の JIS T 0601-1-1:2005「医用電気機器－第1部：安全に関する一般的要求事項－第1節：副通則－医用電気システムの安全要求事項」は，国際規格 IEC 60601-1-1:2005 (Medical electrical equipment-Part1: General requirements for safety-1. Collateral standard: Safety requirements for medical electrical systems) と追補1 (Amendment 1:1995) の規格に一致した JIS として 1999 年に JIS T 0601-1-1 が制定され，IEC60601-1-1 に加えられた技術的見直しにしたがって IEC と技術的内容および規格票の様式を変更することなく JIS T 0601-1-1:2005 に改正され，2009 年に確認がなされたものである．

つくられている．

　ここでいうシステムとは，機能的な接続，あるいはマルチタップで接続した医用電気機器を含む複数の機器の組み合わせである．機能的な接続とは電気的な方法だけでなく，どのような方法であっても信号，電力，物質などが伝達されるように接続されているものを指す．またマルチタップとは機器を電源に接続したまま移動することができるように，複数の電源ソケットをもつコード，いわゆるテーブルタップのことである．

　システムには患者環境においてはJISに適合する医用電気機器と同等の安全性を備えることが要求される．患者環境とは患者とシステムだけでなく患者とシステムの部分に接触している患者以外の人との間に接触が生じる可能性がある空間領域のことである．システムの一部が患者環境の外にある場合には，その部分で他のIECやISOの安全規格に適合した非医用機器としての安全性を備えることが必要である．通常，患者環境の外におく非医用電気機器は，それぞれの機器に該当するJISや電気用品安全法の技術基準などに適合した安全性を備えるものであればよい．

　システムの構築に際して要求される情報には下記のもの（抜粋）がある．これらがどのようにシステムとしての安全に関係するかを考えてほしい．

- システムを構成する機器の清掃，消毒，滅菌に関する指示
- システムの据付で使用することが望ましい追加の安全手段
- 患者環境での使用に適しているシステムの部分とそれ以外の部分の区分
- 予防的保守のときに使用することが望ましい追加の安全手段
- マルチタップを床に置いてはならないという警告
- 追加のマルチタップや延長コードを接続してはならないという警告
- システムとして指定していない機器を接続してはならないという警告

IEC

　IECはInternational Electrotechnical Commissionの略称で，電気工学，電子工学とこれに関連する技術を対象とした国際的な標準化団体であり，その範囲は電気・電子工学のすべての技術分野を網羅している．

　一方，ISOはInternational Organization for Standardizationの略称であり，国際標準化機構として電気・電子関連を除いた工業分野の国際的な規格を策定している．情報工学などISOとIECとが互いに関連する領域では共同して標準を定めていて，ISO/IEC規格の形式で明文化されている．

　JIS (Japanese Industrial Standards) は，工業標準化法に基づく日本の標準規格であり，基本的にIECおよびISOの規格と矛盾しない内容となっている．

・使用できるマルチタップの最大許容負荷
・マルチタップをシステムの部分にある機器のみに使用するという指示
・非医用電気機器が分離変圧器（アイソレーショントランス）付きのマルチタップから給電される場合には，非医用電気機器を直接壁コンセントに接続することの危険に関する説明

第5章 生体システム

1 生体のシステム的理解

　我々の体の生理的な現象は，細胞レベルから臓器など様々な階層に区分できる多くの要素が相互に複雑に組み合わさって作用するシステムと考えることができる．用語としてのシステムの定義によれば，システムには「目的」がなくてはならない．しかし，生体システムは人工物とは違って，なぜ生体が存在するのかについての議論は必ずしも科学の領域だけで解決できない．本書でも生体の存在目的には触れずに，システムとしての生体を考えることにする．

　生体の機能やその意味について全体的に考えることは難しいが，生体機能をシステム的にとらえると，生体を個別の機能をもつ多くの要素やそのサブシステムに分解することができる．この作業によって，複雑な生体現象に関わる生体各部のつながりがわかり易くなり，結果として生体現象の理論的な解釈が容易になる．また，このような理解に基づいて人工臓器や電動義肢のような生体の機能を模擬した人工システムの成り立ちを考えることが可能になる．

　一方で，生体における各種情報の測定を単なる生体計測としてではなく，システムに対する入力，外乱，出力などに置き換えて，生体システムの動作状態の計測として理解することも有用である．システムの各部分の動作状態の把握がシステムの評価につながるのであれば，生体計測が健康状態の評価や疾病の治療法やその効果などの予測にどのような関連があるかなどの意味が修得できる．

2 生体システムの特徴

　生体の営む生命現象は複雑であるが，システムとしては構造や機構とその機能とが重要な意味をもつ．特に構造と機能には人類が発生する以

前の生物が獲得した要素が多く含まれていて，そのため生物界全体に共通する仕組みが数多く存在する．

これらをまとめて生体システムの特徴を列記すると，

a) タンパク質など基本的な素材は多くの生物で共通である．

b) 全体としての構造の多様性が大きく，同一種内，固体内でも個々の部品の形状や性能のばらつきが大きい．

c) 組織構造に加齢の影響が現れるが，各要素は時間とともに変化しつつも全体の機能を長期にわたって損なわないように維持する能力をもつ．

d) システムの要素の一部に機能不全があったり，要素が欠損することがあっても，全体として致命的な結果をもたらすことがないように，相互補完機能をもっている．

e) システムのほとんどが非線形性の機能をもつ．非線形性というのは入力と出力が比例関係をもたないことを意味する．これは生命現象が幅広い変化に対応するために必要な機能で，生体構造材料の性質だけでなく神経や筋の活動などでも一般的に観察される．

f) 制御系としてシステムを考えた場合，複雑な多重のフィードバック系をもっている．このことでシステムの障害が全体の破綻につながることを防いでいることになる．また，安定性を損なわずに制御の性能を向上させることができる．

g) 学習機能が備わっていて，判断や運動などにおけるシステムの性能が経験によって向上する．

h) システムが実質的なエネルギーの流れとバランスの上に成り立っている．

i) それぞれのシステムに下位のシステムと上位のシステムが存在する．この場合，下位に属するシステムは上位のシステムに対してサブシステムとなっている．またどのように区分しても，生体全体を表現する際には，要素同士，システム同士の重なり合いが存在する．

生体システムは一般の工業的なシステムと同様，要素同士が組み合わさって有機的な機構ができていて，これらが全体としてまとまって初めて生体としての機能を発揮できる．生体の要素を適切に区分することは難しいが，各要素は構造および機能面でそれぞれ関連性をもってつながり合っている．また，各要素は区分された要素内にその要素を完成するためのシステム構造をもっている．従って，生体システムはシステム構造が階層化された多層構造をもつといえる．

システム要素の分割はいわゆる生理学的な分類で説明されることが多い．この過程でそれぞれの要素自体が「系」と称される．系はそれ自体がシステムのことを意味するので，例えば「血液循環器系」の記述では

心血管系と調節系などの循環システムを構成する要素のつながりが説明される。また，心臓自体も筋の活動や興奮伝導などがそれぞれシステム的に解説される。

このように，生体システムの構造は要素のつながりと同時にシステムの階層性に着目した理解が不可欠となる。

3 | 生体システムの主要な構成要素と内部表現

人体のシステム要素は機能別に分類されていて，心臓を含む循環器系，呼吸器系，消化吸収系，血液・体液系，腎臓排泄系，内分泌系，生殖系，免疫系，神経系などに分かれるが，構造体としての生体システムを加えて筋骨格系を考えることも必要であろう。また，それぞれのシステム要素自体を一つのシステムとしてその内部をシステムとして表現することもできる。

1. 循環器系

循環器系は，ポンプとしての心臓，送血管としての動脈，物質交換のための毛細血管，返血回路としての静脈が回路構成要素として存在し，物質の流れは輸送媒体である血液（血流）で決まる。また，流れをつくり出すエネルギー源は心臓の力学的なパワーとこれを反映した血圧である。循環の調節機能は様々な生体システム要素に存在する（図5-1）。

循環器系は以下に述べる各システム要素を通過するので，それらの要素内には血液循環がシステムの下層部のシステムとして重なり合うことになる。

2. 呼吸器系

呼吸器系は外呼吸におけるガス交換を成立させる要件として，肋間筋と横隔膜を含む胸郭，空気の流路としての気管と気管支，およびガス交換を行う肺胞部が解剖学的にも重要な部分である。これに加えて，呼吸運動を行う筋とこの中枢がある。呼吸調節では血液中の酸素，二酸化炭素，pHと化学受容器および脳幹の呼吸中枢がシステムに加わる。さらに，内呼吸の部分では血液による運搬を介して，細胞部分でのガス交換が存在し，肺におけるガスの収支が完結する（図5-2）。

3. 消化吸収系

消化器系は体外から取り込んだ食物を口腔で咀嚼し，食道を通過した

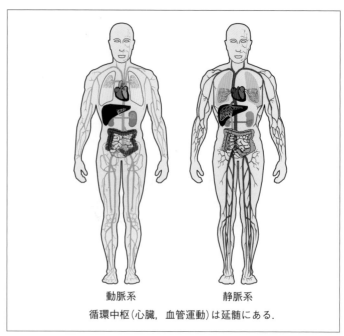

図 5-1　血液循環系

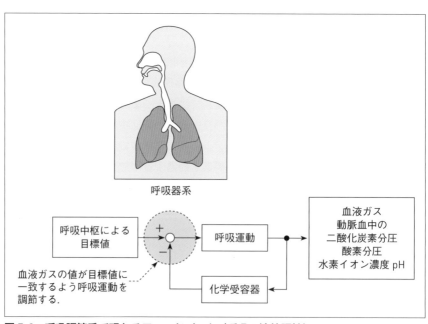

図 5-2　呼吸調節系で現れるフィードバック（呼吸の液性調節）

　　後の，胃，十二指腸，空腸部分での消化活動と胃以下の消化管および回腸，大腸を含む吸収系がその解剖学的・生理学的な主体となる．さらに肝臓の活動や消化液の分泌装置としてだけでなく血糖の調節に関わる膵臓の存在も重要である（図5-3）．

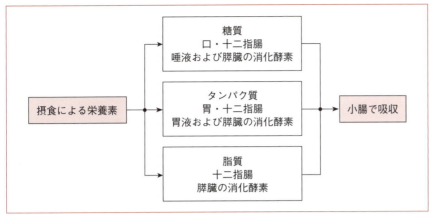

図 5-3 消化器系による三大栄養素の消化（段階的に消化が進み，システムとしては並列とみなせる）

4. 血液・体液系

血液は液体としての血漿と，赤血球，白血球，血小板などの血球，および血漿に存在するタンパク質や電解質からなる．血液は酸素，二酸化炭素や栄養素の運搬が主たる働きであるが，同時に老廃物やホルモン，熱の移動にも働く．血液の成分は恒常性が維持されるが，これには多くの生体システムが直接的，間接的に関与しシステム全体を複雑に支配している．

5. 腎臓・排泄系

腎臓は腎糸球体による血液濾過と，濾過により形成された原尿から生体に必要な成分を再吸収する尿細管が主な要素となる．生体に不要な成分は尿として膀胱に貯留され，適時排泄される．腎臓の機能は体液組成の恒常性維持に不可欠であるが同時に各種内分泌系と連動した体液量の調節にも有効に働いている（図 5-4）．

6. 内分泌系

内分泌系とは血流にホルモンを分泌するシステムであり，一種の情報伝達システムである．体内には頭部の視床下部，下垂体，松果体，頸部の甲状腺，副甲状腺（上皮小体），胸部にある胸腺，腎臓の上部の副腎，性腺，膵臓などに内分泌腺が存在し，ここから各種のホルモンを放出し血管系を経由して目標となる特定の器官の働きを制御する．制御系が適切に働くためには制御対象の情報が適切にフィードバックされなくてはならない．

7. 生殖系

哺乳動物は有性生殖による種族維持機能をもっている．生殖器の構造は大きな性差があって，男性は未分化な生殖細胞から精巣で精子を造

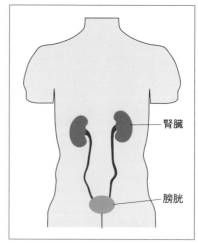

図 5-4　腎臓・排泄系

り，生殖路を介して輸送する．これに対して女性は卵巣で卵子を造り生殖路である卵管を通じて子宮に輸送する．子宮で受精が行われれば次の世代となる子孫を出産まで成長させる．これらの機能の適切な活動には男性ホルモン，女性ホルモンが関与している．

8. 免疫系

　免疫系は生体の防衛機構であり，体内に入り込んだ細菌やウィルスなどに対して自分の体を防御するためのシステムである．主としてリンパ球による細胞性の免疫と血液中の免疫グロブリンによる体液性免疫の二つの重要なシステムをもっている．

9. 神経系

　頭蓋骨内の脳を中心とした中枢神経系および脊髄神経などの末梢神経で構成されている．神経系は内分泌系と同様に情報系として分類できるが，情報とその制御系をシステムとして形成するためには，判断の中枢だけでなく，末端への情報伝達手段としての遠心路，中枢へ情報を送る求心路が必要となる．運動神経は遠心路として働き，感覚神経は身体各所に局在して視覚，聴覚および平衡感覚，嗅覚，味覚，体性感覚を五感として中枢に伝達する．このほかに自律神経系が環境と体内の調和を自立的に調節する装置として重要な働きをもっている．

10. 筋骨格系

　筋は体重のほぼ40％，骨は20％であり，体重の相当部分に当たる重量をもった系として身体の構造を担っている．骨と関節は，筋と腱によって可動し，筋は神経により運動が制御されている．このシステムは人体の姿勢や運動を支配する．運動は単に身体活動に寄与するだけでな

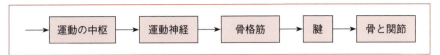

図 5-5　骨格筋の運動による身体活動（要素が直列につながる生体システムの例）

く，特に，ヒトにおいては顔面の筋が細かな表情を作り出して，コミュニケーションに役立っている．また，特別な筋運動によって呼吸器を利用した発声により，意思の伝達が可能となる（図 5-5）．

4 生体システムにみられる要素間のつながり

　生体システムの一部を要素のつながりとして示すと，直列に接続されたものや，並列に接続されていると考えられるものもある．生体システムは本来それ自体の機能目的があって外部に対して入力と出力をもったまとまりをいう．同時にシステム内の要素も入力と出力の間に機能的な意味をもって別の要素につながっていることがわかる．一般に調節系では情報のフィードバックが存在し，負のフィードバック制御でその機能を説明できる．

　生体システムは本質的にシステム内の要素がまたシステムを形成するという複雑で階層的な組み合わせをもつ．さらに，システムの要素が別のシステムの要素と共通に働くなど，全体像を簡潔な図表に表すことは容易ではない．

　また，上記したように生体全体をいくつかの要素に分解すると，これらのシステムには臓器の組み合わせが存在する．従って，システムを臓器としての機能要素をもつシステムとして新たに記述することができる．さらに，臓器は組織の集合体として，組織は細胞の集合体としてそれぞれシステム的な概念で機能を整理することもできる．

　最近では分子レベルのシステムに至るまで解析が進んできているので，生体をシステムとしてとらえるときには，何を目的としたシステムについて考えているのかをはっきりとさせておくことも大切になる．システムとしての生体機能は目的，作用，効果などの意味付けを根拠に解析することができる．

　このように目的をはっきりさせて生体の成り立ちを分析することは，工学的な立場から生体を理解し，またこれを利用した工学的な技術を検討する時に役立つ考え方といえる．

第6章 制御とは

1 │ いろいろな制御

1. 制御とは

　制御というと少し堅苦しい言葉に思えるので，これを英語のcontrolに戻して，別の日本語に置き換えてみる．すると，辞書にはコントロール，調節，操縦，統制，支配，規制，管理などの言葉が記載されている．このような言葉は日常的な生活の中にもしばしば現れるので，制御が必ずしも機械やシステムだけに必要とされる特別な仕組みでないことは想像できる．何かを操作しようとすれば，対象が何であれ，それが目的に合致して動くように調節や操縦が必要になる．複雑なシステムでは，全体の統制に加えて構成要素でも種々のルールによる制御が行われる．

　制御を学ぶにあたって，「制御」が行われている機器やシステムの実例を考えてみよう．このとき「もし制御が存在しない」と，どのような不都合が発生するのかを考えると，制御の意味や意義がもっとはっきりと見えてくる．

　例えば，工学でなくても，人間関係がうまく調節できなければ，社会システムの機能が低下するということが考えられる．さらに，身近なものとして炊飯器，エアコン，ロケットを考えてみる．

　炊飯器の機能はお米をおいしく炊くために，一定の時間に決められた温度になるよう制御することである．この制御がうまく機能しないと，焦げついてしまったり，芯が残ったりしておいしく炊きあがらない．さらに制御が行われないと，人が時計を見ながら火力の調節をしなくてはならず，薪で炊くお釜と同じになってしまい，誰が操作してもおいしく炊きあがるということにはならない．また，エアコンは室内の気温を検出して冷凍機の出力をコントロールすることで，夏でも室内を涼しく保つ機能をもっている．もしこの制御が行われないと最大の冷凍能力で冷やして停止し，室温が上昇したらまた最大の能力で冷やすという繰り返しになり，快適な室内空間が得られないだけでなく，無駄な電力を使用してしまう．さらに，最先端技術の人工衛星打ち上げロケットも，ジャイロで姿勢を検出して噴射ノズルの制御を行うことで目的の方向へ飛ぶ

いろいろな制御　59

ことが可能になる．制御が存在しないと，ロケット花火のように立て方の少しの違いで，どこに飛んでゆくかわからないものになってしまい役に立たない（図6-1）．

これらの例のように，身の回りの物から最先端技術まで，ほとんどのシステムが何かしらの制御なしには成り立たない．

実際の制御には様々な方法がある．この章で説明する制御のほとんどは自動制御の考え方である．自動制御とは人が常時介在するのではなく，装置やシステムが自律的に動作する仕組みのことで，あらかじめ動作の手順や目標を設定しておけば，自動的に目的にかなった動作を続けることができる方法である．もちろん完全な自動制御であっても，何かの条件でうまく動かないこともあるし，安全の観点から単純には自動化できないこともある．

思いつきのアイデア段階では間違いなく動くはずでも現実にはうまく動かないということがあれば，場合によっては非常に危険なことが起こってしまうこともある．このような例を背景にして，制御を理論的に構築することが始まった．現在では制御工学という枠組みのもとで発展を続けている．

制御工学の成果を利用して，あるアイデアに基づいたシステムの動作を理論的に分析してみると，そのシステムの制御に必要な様々な条件を考えることができる．同時に，限定された範囲内でしか安定した動作ができないなどの現象を明らかにすることができる．また，目標に達するまでにどのくらいの時間が必要になるのか，その間にどのような動作が行われているのかなど，制御系を数学的に記述することで，制御の様子（応答）を設計段階で詳細に知ることも可能になる．

どの学問分野でも同じことではあるが，制御工学でもその概念を説明

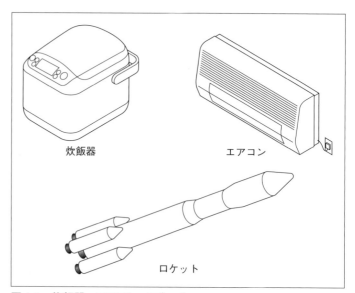

図6-1 炊飯器，エアコン，ロケット

するために必要な専門用語が存在する．この用語に対応する数学的な定義が含まれる場合には，特に正確な理解が不可欠となる．計算式は現実の制御の動作と直結するので，正しい理解とこれに基づく計算が要求される．計算結果は制御系の応答時間や動作を物理量として実際の数値で表すので，この結果の意味を理解できなくては制御工学を学ぶ意味がなくなってしまう．

工学としての制御とは，位置（角度），速度（角速度），姿勢，形状，液位，圧力，温度，濃度などの物理量を，ある目的に適合するように，対象となっているものに所要の操作を加えることをいう[1]．

2. 人の制御システム

人は無意識のうちにこの制御を巧みにこなしている．図6-2はゴルフボールを1番ホールに入れるため，ゴルファーがパターを打とうとしている図である．まず目でホールの位置と距離を確認し，ゴルフクラブでボールを打つ方向と力を決める．

これを制御システムとして考えると，ゴルフボールは制御対象であり，1番ホールの位置は制御目標となる．ホールまでの距離 l と方向 ϕ を検出部となる目で確認し，制御装置となる頭でパターを振る速さ v と方向 θ を考え，制御信号を発生させる．次に制御信号に従い，操作部（アクチュエータ）となる腕とパターを駆動させる．ここでの風や芝からの反力の変化などは，目的を妨げる外乱と考えることができる．

これを抽象的な図で示すと，図6-3のようになる．このような図をブロック線図といい，要素を□で信号の流れを→で表す．この方が図6-2のように書くよりもシステム全体の働きがわかりやすくなる．

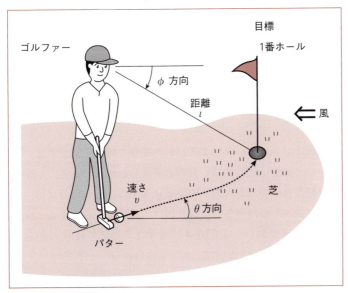

図6-2 人の制御システム

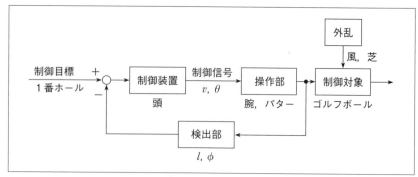

図 6-3　制御システムのブロック線図

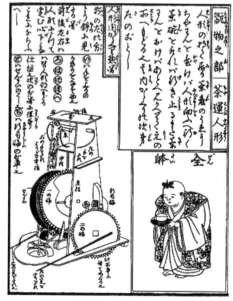

図 6-4　からくり人形の説明　　（機巧図彙より）

3. 自動制御

　図6-2のような場合は人間の判断と操作によって行われた制御なので，手動制御と考えられる．これに対し，制御対象に操作を加える制御装置，操作部，検出部が人間を介さず自動的に動作する場合を自動制御という．

　自動制御はコンピュータによる計算や複雑な機構を駆使していると思われやすく，歴史は比較的浅いものと考えられがちである．しかし，紀元前3世紀ごろ，ギリシャのクテシビオスの作った水時計には，流量を制御するフロートが使用され機械仕掛けで流量を一定にする工夫が成されていた．日本においても図6-4に示すような江戸時代のからくり人形は自動制御の先駆けといえる．

　現在の制御技術は産業革命と共に始まり，1788年にワットが蒸気機関の回転数制御に使用したガバナが起源とされている．原理は図6-5

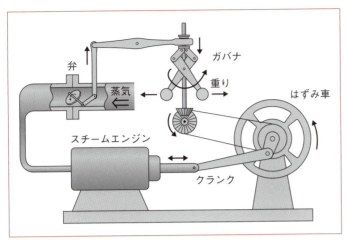

図6-5　ガバナによる回転数制御

に示すように，クランク機構の動きに連動して回転する軸に重りがつながっていて，回転数が上昇すると，重りの付いたレバーが遠心力で広がり，蒸気の通り道の弁を閉じて，スチームエンジンの回転数を低下させるというものである．実際にうまく動かすためにかなり難しい調整が必要であったが，スチームエンジンの回転数変化に対しガバナと弁で修正動作を行うフィードバック制御を実現している．

2　シーケンス制御

　部品工場の組立ラインでは，組立ロボットにより，製品の所定の場所に部品が組み付けられてゆく．このように所定の動作を，決められた条件や手順または時間により順番に実行してゆく制御方法をシーケンス制御という．例としては路上の自動販売機や信号機などがある．ON，OFFのような2値制御を用いることが多く，リレーやシーケンサで構成される（図6-6）．
　シーケンス制御は図6-7に示すように命令処理部，操作部，制御対象および検出部から成り立っている場合が多い．

1）命令処理部
　命令信号や検出信号を受けて，操作部に適切な制御信号を送り出す．電気洗濯機のように注水が完了したら洗浄に移るというように，順次決められた順番に操作を行ってゆくステップ制御，自動販売機のようにお金が投入されて，かつ，選択ボタンが押されたら缶ジュースを出すとい

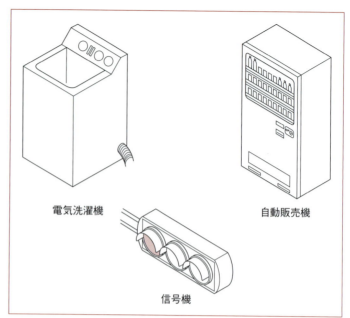

図 6-6　シーケンス制御の例

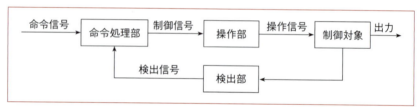

図 6-7　シーケンス制御のブロック線図

うように，決められた条件が成立すると実行する条件制御，信号機のように青が1分点灯したら黄色が20秒，次に赤が1分20秒点灯するというように，決められた時間がくると次の操作を行う時限制御，容器に決められた数のものが入るとフタを閉めるというような計数制御などがある．

2) 操作部
命令処理部からの制御信号を受けて，モータ，ソレノイドおよびシリンダのようなアクチュエータを動作させる．操作信号は電気信号の他，油圧および空圧などの場合もある．

3) 制御対象
操作部からの操作信号を受けてアクチュエータによる機械動作を受ける部分である．電気洗濯機では水と洗濯物を回転させる．自動販売機ではジュースの缶が取り出し口に移動する．

4) 検出部

アクチュエータを動作させる条件を検出または判断する部分である．電気洗濯機では水位の検出，自動販売機では貨幣の通過などがある．スイッチ，リミットスイッチおよびフォトインタラプタなどが使用される（図6-8）．

1. 制御系の構成

シーケンス制御ではON，OFFの組合せで複雑な動作をさせることが多い．特にAND，OR，NOTの組合せがよく利用される．図6-9(a)は加工機にワークが移動して所定の場所に来てSW_1がONになり，かつアクチュエータがワークを固定しSW_2がONになったとき，ドリルで穴あけをする場合で，AND動作である．図6-9(b)は製品AかBの

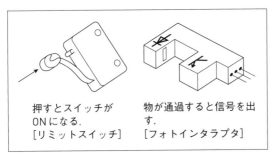

図6-8 リミットスイッチ，フォトインタラプタ

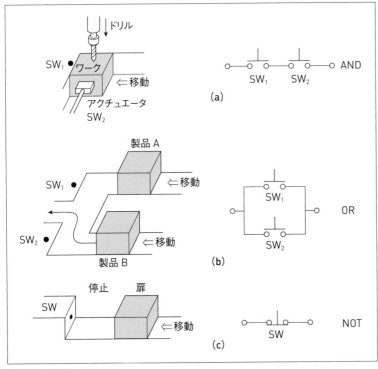

図6-9 スイッチ動作

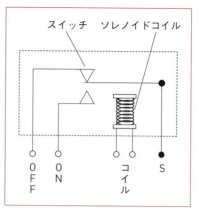

図 6-10　リレーの構造

何れかが所定の場所まで移動したら，次の工程に進めるという OR 動作である．図 6-9(c) は自動扉が閉まり，SW が動作したら OFF になり扉が停止するという NOT 動作である．

2. リレー，シーケンサなどを使用

制御回路は図 6-10 に示す構造のリレーを使用して配線を組んで組み立てることが多く行われてきた．リレーはコイルに信号電流を流すとスイッチが動作する構造である．

しかし，この場合，動作の変更は回路の組み替えになり作業が困難であるため，最近ではソフトウェアで制御回路を構成できるシーケンサが多用されている．

3　フィードバック制御

自動車を運転している場合，ドライバは道の両端を確認しながら，車が道から外れそうになると，ハンドルを切って修正している（図 6-11）．曲がり道の場合も，道の曲がり方と車の進行方向を確認しながらハンドルを切って車の進行方向を修正する．この場合，目標値は道路の方向であり，制御量はハンドルを切ることによる車の進行方向である．フィードバック制御は目標値と制御量をいつも比較しながら差を修正してゆく制御方式である．道がカーブした場合のように，目標値が変化しても追従が可能となる．強風で車の方向が変わるなどの予測していない外乱が入った場合でも対応が可能で，制御としては最も一般的なものである（表 6-1，図 6-12）．

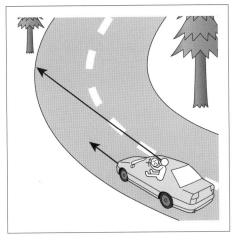

図 6-11　車の運転

表 6-1　フィードバック制御の特徴

・最も一般的な制御である．
・目標値と出力が一致するように制御を行う．
・目標値が一定の場合を定値制御という．
・目標値が変化する場合を追従制御という．
・適応制御などへの展開ができる．

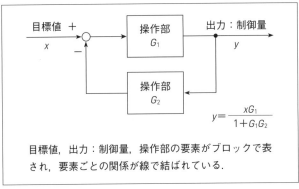

目標値，出力：制御量，操作部の要素がブロックで表され，要素ごとの関係が線で結ばれている．

図 6-12　フィードバック制御

　フィードバック制御の中にはサーボ機構と呼ばれるメカニズムがある．サーボ機構とは主にモータやピストンなどのアクチュエータを使用して角度や位置を制御量とするフィードバック制御機構のことである．

4　フィードフォワード制御

　フィードバック制御では目標値が変化してもそれに追従するように制御量を変えて対応できる．しかし，目標値と制御量の差が生じてからでないと対応できないので，急激な変化の場合，追従に遅れが生じてしまう．例えば冷蔵庫内を一定の温度に制御している場合，ドアを開けると庫内の温度が上がる．フィードバック制御では庫内の温度が設定値よりも上昇したことを検出して冷却を開始するが，その時点ではさらに温度が上がっている．

　これに対し，ドアを開けるとどの程度温度が上がるかをあらかじめ知っていれば，庫内の温度変化を検出することなしに，ドアを開けた時点から冷却を始めたほうが温度上昇を抑えることができる．このように，制御を乱すような要因が発生したときに，温度変化などが現れる前に必要な修正をする制御方式をフィードフォワード制御という．また，制御を乱すような要因を外乱という（表6-2，図6-13）．

表6-2　フィードフォワード制御の特徴

- 外乱がほとんどない制御系で早い制御ができる．
- 外乱があらかじめはっきりと予測できるとき出力の変動を抑えられる．
- 制御対象と目標値との比較は行わない．
- フィードバックとの組み合わせが有効である．

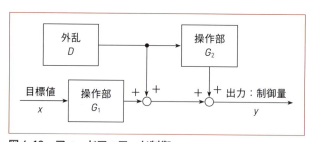

図6-13　フィードフォワード制御

5　プロセス制御

　化学薬品の製造プラントなどで，薬品Aと薬品Bを化学反応させて製品を作る場合，反応結果を検出してからではフィードバック制御できない場合がある．このような場合，原料の濃度，流量，温度，圧力および反応時間などの環境条件を調節して，目的の製品を安定に製造することが必要となる．このようにプラントの運転条件を制御量として部分的にシーケンス制御やフィードバック制御を応用したPID制御を行い，自動運転を行う制御をプロセス制御という．液体，気体，粉体および繊維などの柔軟体を扱う場合が多い（図6-14）．

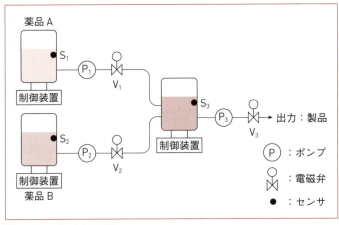

図6-14　プロセス制御

6　ファジィー制御

　りんごの表面はツルッとしているが，桃の表面は微毛があり境界がはっきりしない．このような"ぼやけた"という意味がファジィーである．しかしファジィー理論は数学的に明確なもので，0と1だけでなく0〜1までのアナログ的な表現を用いる．気温などを暑い，寒いだけでなく，やや暖かいとか，とても暑いというような言語的な表現を用いてプログラムを作成できる．従って，制御対象を数式化しなくても，人の経験や知識を集めて制御をすることができるので，作業者はこのような

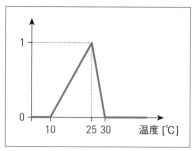

図 6-15　メンバシップ関数

状態のときにこのように動かすというような，熟練者の技術を取り入れることが可能である．

　エアコンを例にしてファジィー制御の方法を示す．まず，現象をファジィー化するためにメンバシップ関数と呼ばれる関数を定義する．温度に関して快適であるというメンバシップ関数は図 6-15 のように 25℃のときが快適で 1，30℃以上では暑いので 0，10℃以下では寒いので 0，となる．メンバシップ関数は計算を簡単にするため三角形で表すことが多い．次に，メンバシップ関数を用いてルールをつくる．

```
ルール 1：入力＝寒い A₁  →  出力＝小さく   B₁
ルール 2：入力＝快適 A₂  →  出力＝中ぐらい B₂
ルール 3：入力＝暑い A₃  →  出力＝大きく   B₃
```

というように決めたとする．それぞれのメンバシップ関数は図 6-16 a) のように定義する．ここで，入力の気温は 22℃であったとする．

　次に，図 6-16 b) のようにメンバシップ関数に従って計算をする．

①入力とメンバシップ関数 A との適合度を求める．

②ルールで対応しているメンバシップ関数 B について，適合度に対応して上部を切る．

③メンバシップ関数 B を重ね合わせて最大値をとる．

④最大値をとったメンバシップ関数の重心を求める．

　この手順で計算すると，エアコンの出力を 47.9% にするという結果が得られる．手順の①をファジィー化，②，③をファジィー推論といい，④を脱ファジィー化という．手順をまとめると図 6-17 のようになる．

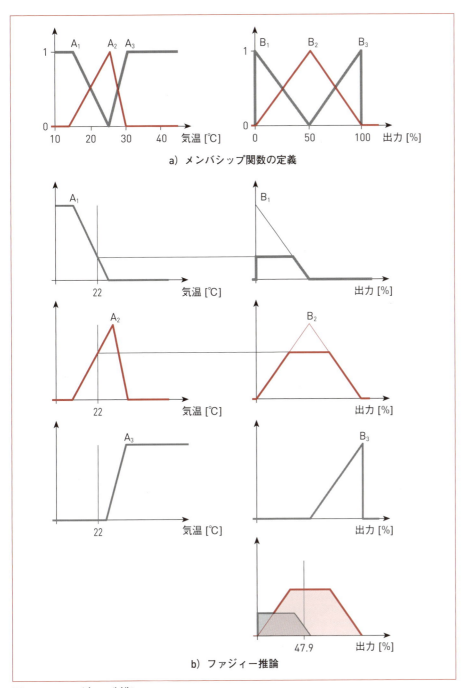

図 6-16　ファジィー制御

図 6-17　ファジィー制御の手順

7 ロバスト制御

ロバストとは「頑強な」とか「強健な」という意味である．ロバスト制御は単純な制御系ではコントロールできないような状況に適応できる制御方式のことを示す．

制御対象を数学モデルで表す場合，完全なものをつくることは難しく，不確かさが含まれる．この不確かさを補償して制御することが可能である．例えば，2足歩行ロボットが移動している場合，障害物や階段の有無などの路面の状況を視覚センサで検出して，どのように歩行するかを決定している（図6-18）．

しかし，視覚センサでは，路面が砂地であるかマットが敷いてあるかなどは区別ができない場合が多く転倒してしまう．そこで，一応平地であると仮定して足を踏み出してみて，仮定と違いがあれば，新たに路面のモデルを変更して対応するような制御方法である．

複数の制御対象を統合して制御を行う多入力−多出力制御を行うことなどが可能である．実際の手法としては$H∞$制御理論，$μ$解析などが用いられる．

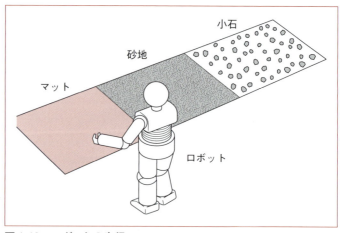

図 6-18　ロボットの歩行

8 最適制御

　制御系の数学モデルと評価関数を用いて最適な制御を求める制御方法を最適制御といい，他のどの制御とも異なる方法である．ここで評価関数とは制御系の動作を最適にするために，最小または最大にする関数であり，そのような制御入力を数学的に求める．

　例えば，図 6-19 のように物体を A 点から B 点に最短時間で移動させる場合を考える．移動させる力は一定値 u を越えないという制限を付ける．この場合，物体を A，B の中間点まで最大の力で加速し，その後最大の力で減速すればよいことは理解できる．これが評価関数を最小にした場合で，速度は途中まで時間と共に一定に増加しその後一定に減速する．移動距離は 2 次関数で変化する．

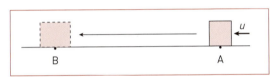

図 6-19　物体を移動させる

　一般に評価関数を極限値（最小または最大）にするような制御入力は，簡単に求めることができず，コンピュータの性能が向上したため，実時間制御が可能となっている．

参考文献
1) (株)オーム社編：電気工学ハンドブック（第 6 版），293〜300，(社)電気学会，2001．

第7章 制御における関数の扱い

1 制御系の関数による記述

　これまでいろいろな制御について示してきた．これらを実現している制御系の解析や設計を行うには，制御系を構成している要素や，要素より成り立つ制御システムを数学的に表現する必要がある．ここで，制御システムと制御系とは同じ意味で扱うこととする．

　例えば，図 7-1 に示すように流出口の付いた容器に水を入れる場合を考える．はじめに流量 Q [m^3/s] で容器に水が入ると，水位 $h(t)$ [m] は徐々に上昇してゆくが，流出口から流れ出てゆく水の量は水位の上昇と共に増加してゆく．やがて，水の流入量と流出量が同じになり，ある高さで水位は一定となる．この状態を平衡状態といい，水位が変化しているときを過渡状態という．

　この場合，水位の変化 $h(t)$ はどのようになるか．ただし，容器の底面積を A [m^2]，流出部の抵抗を R [s/m^2] とする．流出部の抵抗 R が大きいと流出量は少なくなる．流出量の変化は水位の変化と比例すると仮定する．

　流入量と流出量の変化に着目すると，その差によって，容器の水位 $h(t)$ は上昇する．しかし，この結果，水位が上昇すれば流出する水の

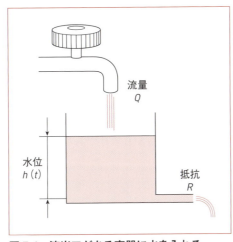

図 7-1　流出口がある容器に水を入れる

量が増える．そこで，

$$時間あたりに流出する水の量 = \frac{h(t)}{R}$$

となり，

$$時間あたりに溜まる水の量 = 容器の底面積 \times 水位の時間的変化$$
$$= A \times \frac{dh(t)}{dt}$$

となり，溜まる分と出てゆく分の和が時間あたり流入する水の量 Q と等しくなるので，

$$A\frac{dh(t)}{dt} + \frac{h(t)}{R} = Q$$

となる．時間 0 のとき，$h(0) = 0\,[\mathrm{m}]$ として

$$AR\frac{dh(t)}{dt} + h(t) = QR \tag{7-1}$$

この解を

$$h(t) = k_1 + k_2 e^{\alpha t} \tag{7-2}$$

と仮定すると，両辺を微分して

$$\frac{dh(t)}{dt} = \alpha k_2 e^{\alpha t} \tag{7-3}$$

であるから，(7-1) 式に (7-2) 式と (7-3) 式を代入すると

$$AR\,\alpha k_2 e^{\alpha t} + k_1 + k_2 e^{\alpha t} = QR$$
$$\therefore (AR\,\alpha + 1)\,k_2 e^{\alpha t} + k_1 = QR \tag{7-4}$$

これがすべての t に対して成り立つためには

$$\begin{cases} AR\,\alpha + 1 = 0 \\ k_1 = QR \end{cases}$$

でなければならない

$$\therefore \alpha = -\frac{1}{AR} \qquad ここで\ AR = \tau\ とおく$$

従って解は

$$h(t) = QR + k_2 e^{-\frac{t}{\tau}}$$

次に初期条件が $t = 0$ のとき，$h(t) = 0$ であるので，

$$0 = QR + k_2$$

従って

$$k_2 = -QR$$

$$\therefore h(t) = QR - QRe^{-\frac{t}{\tau}}$$
$$= QR\left(1 - e^{-\frac{t}{\tau}}\right)$$

である．

この例は容器の水位変化を調べる簡単な実験で確認できる．しかし，実際には複雑に要素が組み合わされたシステムが多く，実験には時間と費用がかかってしまう．そこで，複雑な事象やシステムを関数で表し，模擬実験を行う．これをシミュレーションという．

現在はコンピュータが高性能化し，一般的に使いやすくなったので，コンピュータによるシミュレーションが有効である．これは長い時間の変化を短縮して計算することができ，例題の流出部の抵抗のような要素の特性を修正することも簡単である．シミュレーションを行うための時間関数の記述は現象の一つの解釈であり，現実とうまく一致すれば解釈は正しいということになる．

制御系を関数で表した場合，原因となる信号は入力信号となり，その結果，変化を生じた物理量で，次の要素に伝わる信号が出力信号である．入力信号に対する出力信号を応答という．「Tips 水位変化の時間関数（78頁）」のように，水位が時間と共に変化してゆくような出力信号が発生する場合を過渡応答という．システムの入力側にある変化を与えたときに，出力に現れる変化の動的パターンである過渡応答を解析することが制御系の設計となる．

信号の入出力の関係を模式図で表す場合，ブロック線図が用いられる．制御システムの入出力関係を伝達関数で表現し，ブロックに入れて示す．信号の伝わる方向は矢印で示す．

ブロック線図は図7-2のように記し，

出力 ＝ 伝達関数 × 入力

となる．従って，伝達関数は

$$伝達関数 = \frac{出力}{入力}$$

である．

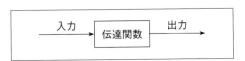

図7-2　ブロック線図

水位変化の時間関数

図 7-3a のように，流出口の付いた容器に水を入れる場合を考える．ある時点で突然 $Q\delta(t)$ [m³] の水が入ると，水位 $h(t)$ [m] は一気に上昇し，流出口から流れ出てゆく水の量は水位の上昇と共に減少してゆく．やがて，流出量は 0 になり，水位も 0 となる．この場合，水位の変化 $h(t)$ はどのようになるか．ただし，容器の底面積を A [m²]，流出部の抵抗を R [s/m²] とする．水位変化の特性は変化分に着目すると，

初めの時点での水の量 $= Q\delta(t)$

時間当たりに流出する水の量 $= \dfrac{h(t)}{R}$

時間当たりに減ってゆく水の量

　　$=$ 底面積・水位の時間的な変化 $= A\dfrac{dh(t)}{dt}$

時間当たりに流出する水の量と時間当たりに減ってゆく水の量の和は，初めの時点での水の量と等しくなるので，

$$A\dfrac{dh(t)}{dt} + \dfrac{h(t)}{R} = Q\delta(t)$$

となり，ラプラス変換表を見てラプラス変換を行うと

$$AsH(s) + \dfrac{H(s)}{R} = Q \cdot 1$$

$$H(s) = \dfrac{QR}{1+ARs} \qquad \tau = A \cdot R \text{ とすると}$$

$$= \dfrac{Q}{A} \cdot \dfrac{1}{s+\dfrac{1}{\tau}}$$

となり，ラプラス逆変換をすると

$$h(t) = \dfrac{Q}{A} e^{-\dfrac{t}{\tau}}$$

と，水位変化の時間関数が得られる．この変化をグラフにすると図 7-3b のように，水位は指数関数的に減少することがわかる．

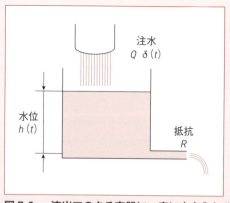

図 7-3a　流出口のある容器に一度に水を入れる

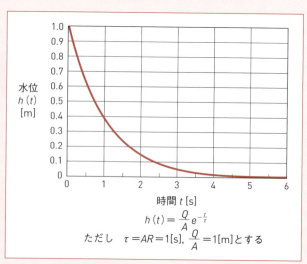

$$h(t) = \dfrac{Q}{A} e^{-\dfrac{t}{\tau}}$$

ただし　$\tau = AR = 1$ [s], $\dfrac{Q}{A} = 1$ [m] とする

図 7-3b　水位の時間経過

2　時間関数とラプラス変換

1. 時間関数

　前述のように，伝達関数が時間によって変化する特性のものを時間関数という．このとき出力も時間によって変化が生じる．時間関数は一般に複雑な微分方程式となり，微分方程式を解くには高度な数学的知識が必要である．

　制御系の時間経過を求める場合，微分方程式を使って数学モデルをつくり，これを解かなくてはならないが，「数学をあまり考えたくない」「記述された関数の解を簡単に求めたい」といったようなとき都合のよい方法が存在する．時間関数を簡単に解く道具，それはラプラス変換を利用する手法である．

　しかし，ラプラス変換は結構難しく，扱うには最小限の基礎知識が必要となるが，これは我慢して覚えなくてはならない．

2. ラプラス変換

　ラプラス変換とは

$$F(s) = \mathcal{L}\{f(t)\}$$

と記し，時間関数 $f(t)$ を複素関数 $F(s)$ に変換することである．s はラプラス変数とよばれる複素数である．ラプラス変換を用いて制御系の時間変化を調べる方法を図7-4に示す．

　まず，制御系の特性を示す微分方程式 $f(t)$ を記述する．次に①のようにラプラス変換をしてラプラス変数 s を用いた式 $F(s)$ に書き換え

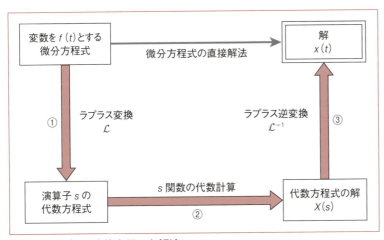

図7-4　ラプラス変換を用いた解法

る. ②で s の代数計算を行い $X(s)$ を求める. ③でラプラス逆変換を行い, 時間関数 $x(t)$ に換えると, この $x(t)$ が求める解となる.

ラプラス逆変換とは

$$x(t) = \mathcal{L}^{-1}\{X(s)\}$$

と記し, 複素関数 $X(s)$ を時間関数 $x(t)$ に変換することである.

実際に制御系を関数で記述したときと同じ, 容器に水を入れる問題でラプラス変換を利用してみる. 図7-1 のように流出口の付いた容器に水を入れる場合を考える. 流量 $Q\,[\mathrm{m^3/s}]$ で容器に水が入ると, 水位は $h(t)\,[\mathrm{m}]$ は徐々に上昇してゆくが, 流出口から流れ出てゆく水の量は水位の上昇と共に増加してゆく. やがて, 水の流入量と流出量が同じになり, ある高さで水位は一定となる. この場合, 水位の変化 $h(t)$ はどのようになるか. ただし, 容器の底面積を $A\,[\mathrm{m^2}]$, 流出部の抵抗を R $[\mathrm{s/m^2}]$ とする.

水位変化の特性は

$$A\frac{dh(t)}{dt} + \frac{h(t)}{R} = Qu(t)$$

と表せる. ここで $u(t)$ は時間 t で水を入れ始めたことを表す.

この式を, ラプラス変換表をみてラプラス変換すると

$$AsH(s) + \frac{H(s)}{R} = Q\frac{1}{s}$$

となり, 代数演算を行うと

$$H(s) = \frac{QR}{(ARs+1)s} \tag{7-5}$$

$$= \frac{K_1}{ARs+1} + \frac{K_2}{s}$$

という二つの部分分数になると仮定し, 通分して整理すると

$$= \frac{(K_1 + ARK_2)s + K_2}{(ARs+1)s} \tag{7-6}$$

となる.

さらに (7-5) 式と (7-6) 式を比較して, どんな s に対しても成り立つためには

$$\begin{cases} K_1 + ARK_2 = 0 \\ K_2 = QR \end{cases}$$

となる必要があるから

$$K_1 = -ARQR$$

である. 従って,

$$H(s) = -\frac{ARQR}{ARs+1} + \frac{QR}{s}$$

80   第7章　制御における関数の扱い

$$= QR\left(\frac{1}{s} - \frac{1}{s + \frac{1}{AR}}\right)$$

これをラプラス変換表を逆に使い，ラプラス逆変換を行うと

$$h(t) = QR\left(1 - e^{-\frac{t}{\tau}}\right) \quad \text{ここで } \tau = AR$$

となり，水位の変化を時間関数で表すことができる．

この水位の変化を図7-5に示す．水位は指数関数的に増加し，一定値に漸近することがわかる．

ここで，代数演算を行うときに部分分数に分ける操作を行っている．ラプラス変換を利用する場合にはこの操作をよく使用するので，慣れておく必要がある．

この例では直接微分方程式を解いた場合と，ラプラス変換を利用した場合とであまり難易度に差がないように思えるが，ラプラス変換の有用性として

・微分方程式を数学的な予備知識なしに解くことができる．

・表と代数演算によって，数学を道具として利用することができる．

・制御，電気，機械工学で，振動や過渡現象を考えるときに役立つ．

があげられる．

ラプラス変換表（表7-1），ラプラス変換の性質（表7-2），関数，演算のラプラス変換（表7-3，4）を習熟しておきたい．

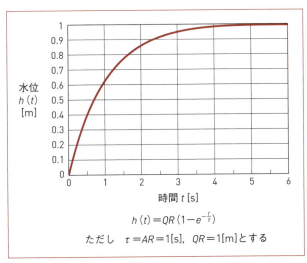

図7-5 水位の時間経過

表 7-1 ラプラス変換表

f(t)		F(s)	F(e)
・インパルス	(a) $\delta(t)$	1	目盛 (a), (b), (c), (d), (e) のグラフ
・階段状（ステップ）	(b) 1 または $u(t)$	$\dfrac{1}{s}$	
・坂状（ランプ）	(c) t または $t\,u(t)$	$\dfrac{1}{s^2}$	
・e^{-at}	(d)	$\dfrac{1}{(\alpha+s)}$	
・$1-e^{-at}$	(e)	$\dfrac{1}{s(1+sT)}$ ただし $T=\dfrac{1}{\alpha}$	

表 7-2 ラプラス変換の性質

・加法定理が成立	$x_1(t)+x_2(t) \to X_1(s)+X_2(s)$
・微分	ラプラス変数 s を掛ける
・積分	ラプラス変数 s で割る
・比例	定数 k を掛ける
・時間推移	時間が $t \to t-\tau$ に置き換わると，$e^{-\tau s}$ を掛ける
・初期値	時間関数 $y(t)$ で $t \to 0$ のとき，$s \cdot Y(s)$ で $s \to \infty$ にする
・最終値	時間関数 $y(t)$ で $t \to \infty$ のとき，$s \cdot Y(s)$ で $s \to 0$ にする

表 7-3 関数のラプラス変換

	$x(t)$	$X(s)=\mathcal{L}\{x(t)\}$
1	$\delta(t)$	1
2	1 または $u(t)$	$\dfrac{1}{s}$
3	$e^{-\alpha t}$	$\dfrac{1}{s+\alpha}$
4	t または $t\,u(t)$	$\dfrac{1}{s^2}$
5	$\sin \omega t$	$\dfrac{\omega}{s^2+\omega^2}$
6	$\cos \omega t$	$\dfrac{s}{s^2+\omega^2}$
7	$e^{-\alpha t}\sin \omega t$	$\dfrac{\omega}{(s+\alpha)^2+\omega^2}$

表 7-4 演算のラプラス変換

	$x(t)$	$X(s)=\mathcal{L}\{x(t)\}$
1	$x_1(t)+x_2(t)$	$X_1(s)+X_2(s)$
2	$\alpha x(t)$	$\alpha X(s)$
3	$x(t-\tau),\tau>0$	$e^{-\tau s}X(s)$
4	$e^{-\alpha t}x(t)$	$X(s+\alpha)$
5	$\dfrac{dx(t)}{dt}$	$sX(s)-x(0)$
6	$\dfrac{d^2x(t)}{dt^2}$	$s^2X(s)-sx(0)-x'(0)$
7	$\displaystyle\int_0^t x(\tau)d\tau$	$\dfrac{1}{s}X(s)+\dfrac{1}{s}x^{(-1)}(0)$ *

* $\displaystyle\int_0^t x(\tau)d\tau = x^{(-1)}(\tau)$ と表し，$x^{(-1)}(0)$ は初期値によって決まる定数

3. 時定数とは

出口のある容器に水を入れた例を制御系の要素の一つとして考えると，このシステムの数学モデルは

$$A\frac{dh(t)}{dt} + \frac{h(t)}{R} = Q\delta(t)$$

である．ここで，水位の変化 $dh(t)$ を知りたいのでこれは出力，水の供給量 $Q\delta(t)$ は入力となる．この式をラプラス変換すると

$$AsH(s) + \frac{H(s)}{R} = Q \cdot 1$$

$$H(s)\left(As + \frac{1}{R}\right) = Q$$

となり，伝達関数 $G(s)$ は出力／入力と表されるので，

$$\frac{H(s)}{Q} = G(s) = \frac{R}{ARs + 1}$$

ここで，$A \cdot R = T$，$R = K$ と書くと，伝達関数 $G(s)$ は

$$G(s) = \frac{K}{Ts + 1}$$

となる．

このような s の1次の伝達関数をもつシステムを1次遅れ系といい，ブロックの中を1次遅れ要素という．また，Kをゲイン定数，Tを時定数という．ゲイン定数と時定数は1次遅れ系の応答特性を示す重要なパラメータである（図7-6）．

時定数はある時点での出力曲線の接線の傾きをもつ直線が，最終値と一致するまでの時間となる．時間0のときの接線を考えると図7-7のように表される．

前の例でAとRの単位を考えると，

Aの単位は断面積：m^2

Rの単位は水位変化（長さ：m）／流量（＝体積／時間：m^3/s）

なので，s/m^2 となる．従って，時定数 $T = A \cdot R$ の単位は時間 s となることがわかる．

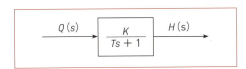

図7-6　1次遅れ系のブロック線図

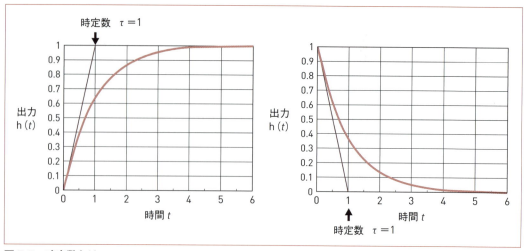

図 7-7　時定数とは

Tips ラプラス変換とラプラス逆変換

$t<0$ で $x(t)=0$ となる時間関数 $x(t)$ について

$$\int_0^\infty |x(t)| e^{-\sigma t} dt < \infty$$

とする実数 σ が存在するとき，$x(t)$ をラプラス変換可能な関数という．この $x(t)$ の複素パラメータ s による複素関数 $x(s)$ への変換

$$X(s) = \int_0^\infty x(t) e^{-st} dt$$

を $x(t)$ のラプラス変換といい

$$X(s) = \mathcal{L}\{x(t)\}$$

と記す．ここで，s は $s = \sigma + j\omega$ と表される複素数でラプラス変数という．
例えば，$x(t) = e^{-2t}$ のラプラス変換を求める

$$\mathcal{L}\{x(t)\} = \int_0^\infty e^{-2t} e^{-st} dt = \int_0^\infty e^{-(s+2)t} dt$$

$$= \frac{-1}{s+2}\left[e^{-(s+2)t}\right]_0^\infty = \frac{-1}{s+2}(0-e^{-0}) = \frac{-1}{s+2}(0-1)$$

$$= \frac{1}{s+2}$$

$$\begin{cases} \text{ここで，} \int e^{at} dt = \frac{1}{a} e^{at} , \frac{d}{dt} e^{at} = a e^{at} \\ \text{は頻出するので覚えておく} \end{cases}$$

逆に $X(s)$ からもとの時間関数 $x(t)$ への変換は複素積分

$$x(t) = \frac{1}{2\pi j} \int_{c-j\infty}^{c+j\infty} X(s) e^{st} ds$$

で与えられ，ラプラス逆変換と呼ばれ

$$x(t) = \mathcal{L}^{-1}\{X(s)\}$$

と書かれる．

章末問題 （解答は127頁）

問題1 ラプラス変換の定義式より次の関数のラプラス変換を求めよ．
$$x(t) = 5e^{-3t}$$

問題2 ラプラス変換表を用いて次の時間関数 $f(t)$ をラプラス変換せよ．

(1) $f(t) = 4 - e^{-3t} + 3e^{-2t}$ (2) $f(t) = 5e^{-t}\sin 3t - 2\cos 2t$

問題3 ラプラス変換表を用いて次の像関数 $F(s)$ をラプラス逆変換せよ．

(1) $F(s) = \dfrac{2s+5}{s^2+5s+6}$ (2) $F(s) = \dfrac{12}{s^2+4s+20}$

問題4 図のL-R回路において，スイッチSを閉じたときの電流 $i(t)$ を，ラプラス変換を用いて求めよ．

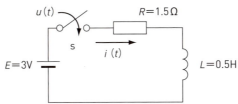

問題5 次のように伝達関数 $G(s)$ が与えられているシステムのゲイン定数 K と時定数 T を求めよ．

(1) $G(s) = \dfrac{6}{4s+2}$ (2) $G(s) = \dfrac{49.92}{16.64s+5.2}$

第8章 制御系の記述と伝達関数

1 ブロック線図

　これまでは制御系を数式モデルで表し，ラプラス変換を行い，伝達関数を求め，システムの特性を理解する方法を学んだ．また，制御系はブロック線図を用いて表すことができた．この章ではブロック線図について詳しく説明する．

　ブロック線図とは制御の流れを示すもので，図8-1のように抵抗に電流を流しその結果電圧が発生する場合は，左側に入力の電流を矢印で示し，中央の長方形に伝達関数を示す抵抗を入れ，右に出力の電圧を矢印で示す．このように，ブロック線図とは長方形のブロックと矢印の信号線で表される．

　しかし，電気や機械の様々なシステムを表すには，統一的に扱えたほうがまちがいをなくすことができる．そこで，制御系のブロック線図は図8-2に示すように，入出力にそれぞれの関数をラプラス変換したものを記入し，ブロックの中にはラプラス変換をして得られた伝達関数を記入する．

　ブロック線図は制御系を構成する一つの要素の場合もあるが，いくつもの要素が組み合わされた複雑なものの場合もある．ブロック線図を用いて制御系の解析を行う場合，いくつかのブロックを結合または等価変換を行い，簡略化して系全体の伝達関数を求めることができる．

1. 信号線

　信号線とは図8-3のように入力信号や出力信号の伝達方向を直線と矢印で示したものである．信号は左から右に伝える場合が多いが，フィードバック信号のように右から左に伝わる場合もある．信号線には

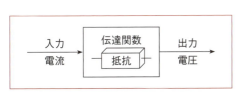

図8-1　電流と電圧の関係を示すブロック線図

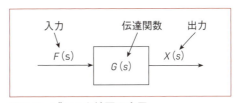

図8-2　ブロック線図の表示

入力や出力の時間関数をラプラス変換した関数を記号で書き添えることが多い．

2. ブロック

ブロックは伝達要素を示し，図8-4のように長方形の枠で表す．ブロックの中には伝達関数をラプラス変換で表し，記号または式で記入する．ここで，伝達関数は

$$\text{伝達関数} = \frac{\mathcal{L}\{\text{出力信号}\}}{\mathcal{L}\{\text{入力信号}\}}$$

のように，すべての初期値を0としたときの出力信号と入力信号それぞれのラプラス変換の比で表される．

3. 加え合わせ点

2つの信号が入力される点を示し，図8-5のように○記号で表す．2つの信号には合成方法を＋，－の符号を付して示す．

4. 引き出し点

引き出し点は一つの信号が同じ状態の二つ以上の信号に分岐する場合を示す．図8-6のように信号線を分岐させて示す．分岐部を強調させるために●印を付すが（a），単に線を分岐させるだけの場合もある（b）．

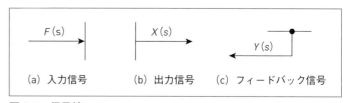

図8-3　信号線

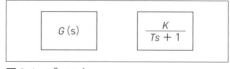

図8-4　ブロック

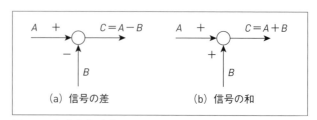

図8-5　加え合わせ点

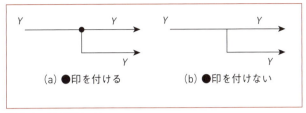

図 8-6　引き出し点

2 ブロック線図の等価変換

　制御系の応答を解析するにはシステムを構成する要素を数学モデルで表し，それをラプラス変換して伝達関数を求め，信号が伝わってゆくとおりにブロック線図で表し，入力と出力の関係を明らかにしてゆく．
　一般に制御系全体でのブロック線図は複雑なものになる．そこで，複雑なブロック線図を簡単な形に整理して理解しやすくする必要がある．このような操作をブロック線図の等価変換という．等価変換とは入出力の関係を変えることなく入出力間にあるブロックや加え合わせ点および引き出し点をまとめたり位置を変えたりすることである．
　ブロック線図を等価変換するための規則を以下に示す（図 8-7）．

1. 直列結合
　二つのブロックの伝達関数 $G_1(s)$ と $G_2(s)$ が図 8-7(a) のように直列に並んでいる場合，これを一つのブロックにまとめると，それぞれの伝達関数の掛け算になる．ラプラス変換の利点の一つは，関数の掛け算が数の掛け算と同じように行えることである．さらに，ラプラス変換の積は交換法則が成り立つので，$G_1(s)$ と $G_2(s)$ の順序を入れ替えても $Z(s)$ は同じになる

2. 並列結合
　二つのブロックの伝達関数 $G_1(s)$ と $G_2(s)$ が図 8-7(b) のように並列に並んでいる場合，これを一つのブロックにまとめると，それぞれの伝達関数の和または差になる．和になるか差になるかは加え合わせ点の符号による．

3. ブロックと引き出し点の交換
　図 8-7(c) のようにブロックの後に引き出し点がある場合を考える．引き出し点の後にブロックを移動する場合は，引き出し点後のそれぞれ

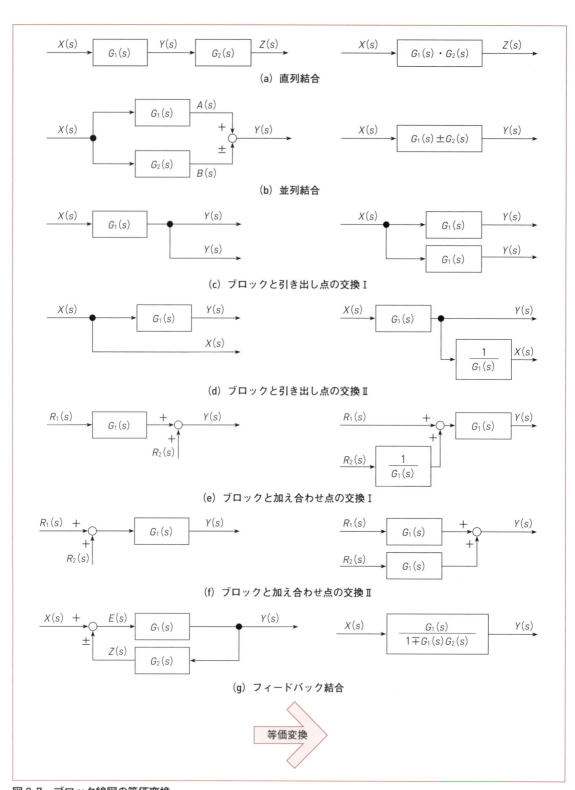

図 8-7　ブロック線図の等価変換

の出力にブロックを追加する.

図8-7(d) のようにブロックの前に引き出し点がある場合を考える. 引き出し点の前にブロックを移動する場合は, 引き出し点の後にブロックが組み込まれていた出力は信号線だけとなり, 信号線だけだった出力には伝達関数 $G_1(s)$ の逆数 $\dfrac{1}{G_1(s)}$ のブロックを追加する.

4. ブロックと加え合わせ点の交換

図8-7(e) のようにブロックの後に加え合わせ点がある場合を考える. 加え合わせ点の後にブロックを移動する場合は, 加え合わせ点の前にブロックが組み込まれていた入力は信号線だけとなり, 信号線だけだった入力には伝達関数 $G_1(s)$ の逆数 $\dfrac{1}{G_1(s)}$ のブロックを追加する.

図8-7(f) のようにブロックの前に加え合わせ点がある場合を考える. 加え合わせ点の前にブロックを移動する場合は, 加え合わせ点前のそれぞれの入力にブロックを追加する.

5. フィードバック結合

図8-7(g) のように出力信号を入力側に戻す場合を考える. この場合上部の $G_1(s)$ を前向き要素といい, 逆向きに信号が伝わっている下部の $G_2(s)$ をフィードバック要素という.

また, 図8-7(g) のフィードバック結合で, 加え合わせ点の符号がプラスの場合を正帰還(ポジティブフィードバック), マイナスにした場合を負帰還(ネガティブフィードバック)という. 多くの場合負帰還とするので, マイナスの場合を考える. 図8-7(g) を図8-8のように2つに分割する.

ここで (a) のように前向き要素だけの場合を前向き伝達関数といい, (b) のようにフィードバックの部分の一巡を考えたものを一巡伝達関数という. フィードバック結合全体での伝達関数はブロック線図が一回りして閉じていることから閉ループ伝達関数という.

閉ループ伝達関数 $W(s)$ は

$$閉ループ伝達関数 = \frac{前向き伝達関数}{1 - (一巡伝達関数)}$$

$$W(s) = \frac{G_1(s)}{1 - \left\{-G_1(s)\,G_2(s)\right\}}$$

$$= \frac{G_1(s)}{1 + G_1(s)\,G_2(s)}$$

と表せる. フィードバック制御ではこの形の制御要素が用いられる.

ブロック線図の等価変換　　91

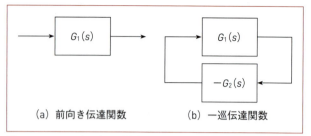

図 8-8 フィードバック結合の分割

章末問題 （解答は 128 頁）

問題1 図①〜⑦の伝達要素を等価変換して，一つのブロックにまとめよ．

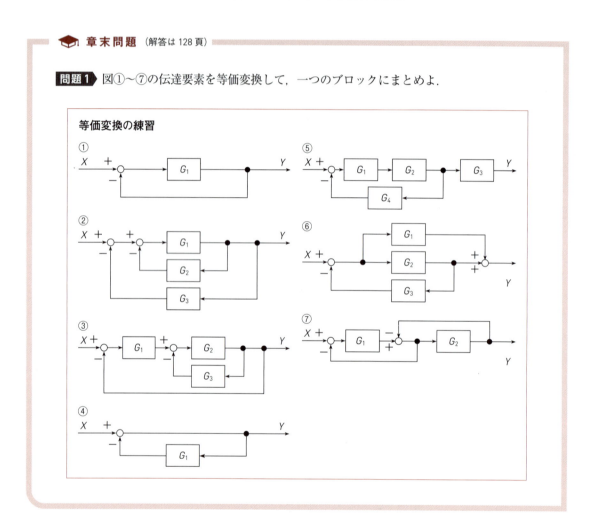

畳み込み積分

入力信号をインパルス関数に複数分割する．

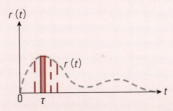

図のように信号を矩形形状に分割することで，入力信号 $r(t)$ がどのような入力信号であっても，複数の分割されたインパルス関数として考えることができ，分割されたインパルス関数を $f(\tau)$ とすると，$t = \tau$ において，

$$f(\tau) = r(\tau) \cdot \Delta\tau \cdot \delta(t-\tau)$$

ここで $\Delta\tau$ はインパルスの幅である．

インパルス入力に対する応答関数を定義し，

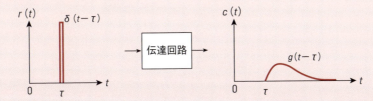

分割された複数のインパルス応答関数から出力信号を復元すると，

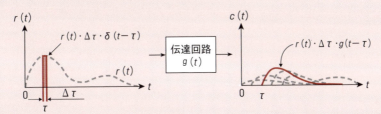

分割されたインパルスがつくる応答が出力で重なり合って，出力信号 $c(t)$ がつくられる．また，時間は $t > 0$ を扱い，関数は $\tau > t$ で 0 になるのでこれを数式によって示すと

$$c(t) = \int_0^t r(\tau) \cdot g(t-\tau) d\tau$$

伝達回路の信号伝達に関する関係を，インパルス関数 $g(t)$ の介在をすることによって数学的に求めることができこの積分式を畳み込み積分という．

ラプラス変換を使うとき

$$\mathcal{L}\{f(t) \cdot g(t)\} = F(s) \cdot G(s)$$

と間違えることがよくあるが，正しくは

$$\mathcal{L}\left\{\int_0^t f(t-\tau) \cdot g(\tau) d\tau\right\} = F(s) \cdot G(s)$$

となる．

第9章 制御系の応答

　制御系を解析する場合はシステムの数学モデルをラプラス変換して伝達関数を求め，ブロック線図で示すことを学んだ．本章では，この制御系にいろいろな入力が入った場合の出力がどうなるかを考える．制御系に入力信号が加わったときの出力信号を応答という．この応答がどのように変化するかを調べると，制御系がどのように機能しているかを知ることができる．

1 車のサスペンションの場合

　車のサスペンションを考えると，図9-1のように入力は路面の凹凸で，出力は車体の上下運動となる．伝達関数は車体の質量，バネの強さおよびダンパの働きにより決定される．車の乗り心地をよくするためには，入力に関わらず出力は一定値となることが望ましい．

　この場合，いろいろな入力信号に対する応答を調べる必要があるが，路面の凹凸のような，実際の入力信号は非常に複雑であるため，応答の仕方を正確に調べることや，制御系の特性を判断することは大変困難に

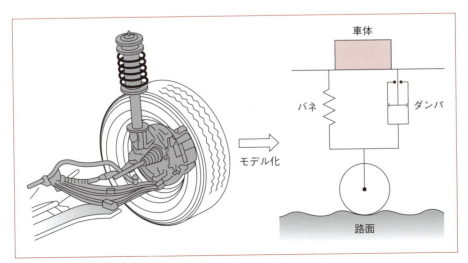

図9-1　車のサスペンション

なってしまう.

　そこで，制御系の応答特性を調べるために，**図9-2**に示すような入力信号が用いられる.

　インパルス入力は一瞬だけ入力が加わり，あとは消えてしまう入力である．鐘を鳴らしたり，車のタイヤで石を踏んだり，物が衝突するような場合に対応する．面積が1となるインパルス入力はデルタ関数といい，時間関数で$\delta(t)$と表す．$\delta(t)$のラプラス変換は

$$\mathcal{L}\{\delta(t)\} = 1$$

となる.

　ステップ入力は一瞬にして一定値になり，その値が続く入力である．電気回路やヒータのスイッチを入れたり，はかりに物を乗せたりするような場合に対応する．入力の大きさが1であるステップ入力を単位ステップ入力またはインディシャル入力といい，時間関数で$u(t)$と表す．$u(t)$のラプラス変換は

$$\mathcal{L}\{u(t)\} = \frac{1}{s}$$

となる.

　ランプ入力は値が一定の割合で増加してゆく入力である．温度が上昇し続けたり，距離が増加し続けるような場合に対応する．ランプ入力は時間関数で$\gamma(t)$または$t\,u(t)$と表す．$\gamma(t)$のラプラス変換は

$$\mathcal{L}\{\gamma(t)\} = \frac{1}{s^2}$$

となる.

　この3種類の入力はラプラス変換すると，分母のsが一つずつ増えていることがわかる．すなわちインパルス入力を積分するとステップ入力になり，ステップ入力を積分するとランプ入力になる関係がある.

　次に，具体的な制御系に入力信号が加わったときの応答について調べ

波形の名前	波形	時間関数	ラプラス変換
インパルス入力	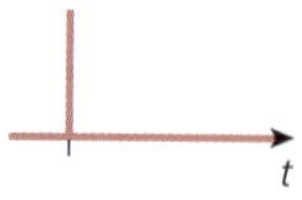	$\delta(t)$	1
ステップ入力	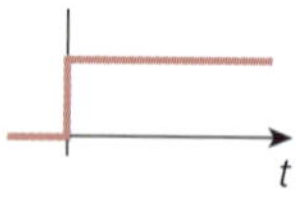	$u(t)$	$\dfrac{1}{s}$
ランプ入力	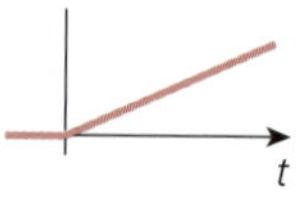	$\gamma(t)$ $= tu(t)$	$\dfrac{1}{s^2}$

図 9-2　入力信号

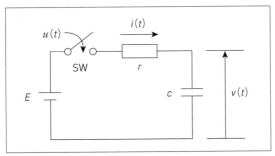

図 9-3　抵抗とコンデンサの回路

てゆく．

　図 9-3 のような抵抗とコンデンサより構成される回路のスイッチを入れて電圧を加える場合を考える．この回路を入力がスイッチの投入で，出力はコンデンサにかかる電圧となる制御系と考える．

　まず，制御系の数学モデルを考えると，コンデンサの電圧と電流は

$$c\frac{dv(t)}{dt} = i(t) \tag{9-1}$$

となり，スイッチが入るということはそこから電圧がかかるということなので，時間関数 $u(t)$ が入力である．スイッチが入った場合，抵抗にかかる電圧は $Eu(t) - v(t)$ なので，抵抗を流れる電流は

$$i(t) = \frac{Eu(t) - v(t)}{r} \tag{9-2}$$

となる．(9-1) 式と (9-2) 式から $i(t)$ を消去すると

$$c\frac{dv(t)}{dt} = \frac{Eu(t) - v(t)}{r}$$

ここで時定数 $T = c\,r$ とおいて整理すると

$$T\frac{dv(t)}{dt} + v(t) = Eu(t)$$

となる．この式をラプラス変換すると

$$TsV(s) + V(s) = \frac{E}{s} \quad \therefore V(s) = \frac{E}{s(Ts+1)}$$

伝達関数は $\dfrac{出力}{入力}$ と表せる．入力 $u(t)$ のラプラス変換は $\dfrac{1}{s}$ なので

$$G(s) = sV(s) = \frac{E}{Ts+1}$$

となる．

　これより，図 9-3 の制御系は 1 次遅れ系の応答特性を示すことがわかり，ブロック線図で示すと図 9-4 のようになる．

　ここで新たに 1 次遅れ系の応答特性を調べるために，この抵抗とコンデンサの回路の入力 $x(t)$ に単位ステップ入力 $u(t)$ が加わる場合を考える．入力のラプラス変換は

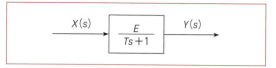

図 9-4　抵抗とコンデンサ回路のブロック線図

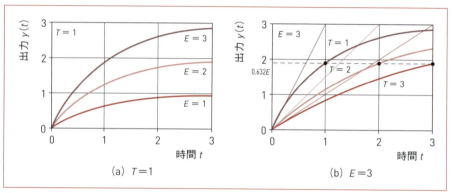

図 9-5　1 次遅れ系のステップ応答

$$\mathcal{L}\{u(t)\} = U(s) = \frac{1}{s}$$

なので，出力 $Y(s)$ は

$$Y(s) = G(s)U(s) = \frac{E}{s(Ts+1)}$$

となる．次に逆ラプラス変換を行うためにラプラス変換表にある関数の形にする必要があるので，部分分数に展開すると

$$Y(s) = \frac{E}{s(Ts+1)} = E\left(\frac{1}{s} - \frac{1}{s + \frac{1}{T}}\right) \quad (9\text{-}3)$$

となる．従って，出力の時間関数 $y(t)$ はラプラス変換表を見て逆ラプラス変換をすると（表 7-3 の 2 と 3 および表 7-4 の 2）

$$y(t) = \mathcal{L}^{-1}\{Y(s)\} = E\left(1 - e^{-\frac{t}{T}}\right) \quad (9\text{-}4)$$

となり，これが 1 次遅れ系のステップ応答である．

ここで E はゲイン定数で，十分長い時間が経過した最終値を示し，大きくなると図 9-5(a) に示すように最終値が大きくなる．

T は時定数で応答の早さを示す．(9-4) 式を時間で微分すると傾きを求めることができ，

$$y'(t) = \frac{dy(t)}{dt} = \frac{E}{T} e^{-\frac{t}{T}}$$

となり，時間 0 では

$$y'(0) = \frac{E}{T}$$

となるので，この傾きは0を通り時間 T 後に電圧 E になる直線を示す．
また，時間 T における $y(t)$ の値は

$$y(T) = E\left(1 - e^{-\frac{T}{T}}\right) = E\left(1 - \frac{1}{e}\right) = 0.632E$$

となり，図 9-5(b) に示すように最終値の 63.2% の値になる．

2 はかりに重りを乗せる場合

図 9-6 のように，はかりに重りを乗せる場合を考える．

数学モデルを考えるために図 9-7 のように書き直す．式を簡単にするため，重りを乗せたはかりの上皿を，乗せる前の位置まで手で持ち上げる外力 $f(t)$ を作用させてから手を離す場合を考える．

変位 x は下向きを正とし，m は重りの質量，k はバネ定数，μ は粘性抵抗係数であり，力の釣り合いを考えて式をつくると，

$$m\frac{d^2x(t)}{dt^2} + \mu\frac{dx(t)}{dt} + kx(t) = f(t)$$

となる．ラプラス変換を行うと

$$ms^2 X(s) + \mu s X(s) + k X(s) = F(s)$$

伝達関数を求めると

$$G(s) = \frac{X(s)}{F(s)} = \frac{1}{ms^2 + \mu s + k}$$

となる．ここで伝達関数のかたちを一般化するために変形すると

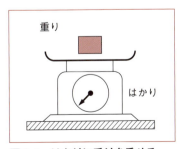

図 9-6　はかりに重りを乗せる

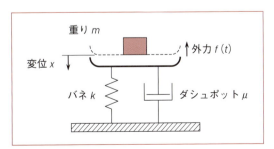

図 9-7　はかりに重りを乗せる数学モデル

$$G(s) = \frac{\dfrac{1}{k}\left(\sqrt{\dfrac{k}{m}}\right)^2}{s^2 + 2\dfrac{\mu}{2\sqrt{km}}\sqrt{\dfrac{k}{m}}s + \left(\sqrt{\dfrac{k}{m}}\right)^2}$$

となる．さらに，

$$K = \frac{1}{k},\quad \zeta = \frac{\mu}{2\sqrt{km}},\quad \omega_n = \sqrt{\frac{k}{m}}$$

とおくと，

$$G(s) = \frac{K\omega_n^2}{s^2 + 2\zeta\omega_n s + \omega_n^2}$$

となる．ブロック線図で示すと図9-8となる．

このように解が s の2次式となるシステムを2次遅れ系という．2次遅れ系の場合，応答が振動する特性があり，解析が1次遅れ系よりも複雑になる．伝達関数で使用されている K はゲイン定数，ζ は減衰係数，ω_n は固有角周波数とよばれ，2次遅れ系の特性を示す数値である．

ここで新たに2次遅れ系の応答特性を調べるために，入力 $x(t)$ に単位ステップ入力 $u(t)$ が加わる場合を考える．入力のラプラス変換は

$$\mathcal{L}\{u(t)\} = U(s) = \frac{1}{s}$$

なので，出力 $Y(s)$ は

$$Y(s) = G(s)U(s) = \frac{K\omega_n^2}{s\left(s^2 + 2\zeta\omega_n s + \omega_n^2\right)}$$

となる．

ここでゲイン定数 K は時間関数 $y(t)$ の縦軸が変わるだけなので式を簡単にするため $K = 1$ とする．次にラプラス逆変換を行うためにラプラス変換表にある関数の形にする必要があるので，部分分数に展開するが，このとき，ζ の値により3通りの解が得られる．

〔1〕$0 \leqq \zeta < 1$ の場合

ステップ応答は

$$y(t) = 1 - \frac{e^{-\zeta\omega_n t}}{\sqrt{1-\zeta^2}}\sin\left(\sqrt{1-\zeta^2}\,\omega_n t + \tan^{-1}\frac{\sqrt{1-\zeta^2}}{\zeta}\right)$$

となる．ここで ω_n が変化した場合は，時間軸のスケールが変わるだけなので簡単にするため $\omega_n = 1$ として考える．また，$\zeta = 0.3$ とすると，

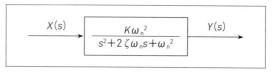

図9-8 2次遅れ系のブロック線図

$$y(t) = 1 - 1.05\ e^{-0.3t} \sin(0.95\ t + 1.27)$$

となり，sin の関数が含まれるため，減衰振動であることがわかる．この場合のような状態を不足制動と呼ぶ．

〔2〕 $\zeta = 1$ の場合〕

ステップ応答は

$$y(t) = 1 - (1 + \omega_n t)e^{-\omega_n t}$$

となる．ここでまた ω_n が変化した場合は，時間軸のスケールが変わるだけなので簡単にするため $\omega_n = 1$ として考えると，

$$y(t) = 1 - (1 + t)e^{-t}$$

となり，振動を起こさず指数関数的に最終値に漸近することがわかる．この場合のような状態を臨界制動と呼ぶ．

〔3〕 $1 < \zeta$ の場合〕

ステップ応答は

$$y(t) = 1 - \frac{\zeta + \sqrt{\zeta^2 - 1}}{2\sqrt{\zeta^2 - 1}} e^{-(\zeta - \sqrt{\zeta^2-1})\omega_n t} + \frac{\zeta - \sqrt{\zeta^2 - 1}}{2\sqrt{\zeta^2 - 1}} e^{-(\zeta + \sqrt{\zeta^2-1})\omega_n t}$$

となる．ここで ω_n が変化した場合は，時間軸のスケールが変わるだけなので簡単にするため $\omega_n = 1$ として考える．また，$\zeta = 3$ とすると，

$$y(t) = 1 - 1.03\ e^{-0.172t} + 0.0303\ e^{-5.83t}$$

となり，この場合も振動を起こさず単調に最終値に漸近することがわかる．この場合のような状態を過制動と呼ぶ．

計算結果を図にしたものが図 9-9 である．もしゲイン定数 K が 2 であれば縦軸の数値を 2 倍すればよい．また，減衰係数 ω_n が 3 であれば，横軸の数値を 1/3 にすればよい．ζ が一定であれば ω_n が大きいほど応答が早くなる．

$\zeta = 0$ の場合は

$$y(t) = 1 - \cos t$$

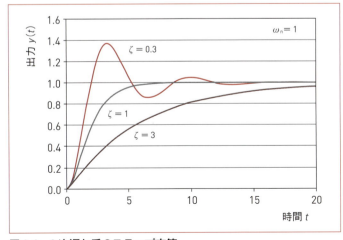

図 9-9　2 次遅れ系のステップ応答

はかりに重りを乗せる場合

となり，持続した振動となる．

次に，2次遅れ系の入力 $x(t)$ にインパルス入力 $\delta(t)$ が加わる場合を考える．

入力のラプラス変換は
$$\mathcal{L}\{\delta(t)\} = 1$$
なので，出力 $Y(s)$ は
$$Y(s) = G(s) = \frac{K\omega_n^2}{s^2 + 2\zeta\omega_n s + \omega_n^2}$$
となる．

ここでゲイン定数 K は時間関数 $y(t)$ の縦軸が変わるだけなので式を簡単にするため $K = 1$ とする．次にラプラス逆変換を行うためにラプラス変換表にある関数の形にする必要があるので，部分分数に展開するが，このとき，ζ の値により3通りの解が得られる．

〔1〕$0 \leqq \zeta < 1$ の場合〕

インパルス応答は
$$y(t) = \frac{\omega_n}{\sqrt{1-\zeta^2}} e^{-\zeta\omega_n t} \sin\sqrt{1-\zeta^2}\,\omega_n t$$
となり，0 に収束する減衰振動であることがわかる．

〔2〕$\zeta = 1$ の場合〕

インパルス応答は
$$y(t) = \omega_n^2 t e^{-\omega_n t}$$
となり，振動を起こさず一旦立ち上がったのち指数関数的に 0 に漸近することがわかる．

〔3〕$1 < \zeta$ の場合〕

インパルス応答は
$$y(t) = \frac{\omega_n e^{-\zeta\omega_n t}}{2\sqrt{\zeta^2-1}} \left(e^{\sqrt{\zeta^2-1}\,\omega_n t} - e^{-\sqrt{\zeta^2-1}\,\omega_n t} \right)$$
となり，この場合も一旦立ち上がったのち振動を起こさず徐々に 0 に漸近することがわかる．図 9-10 に代表的な 2 次遅れ系のインパルス応答

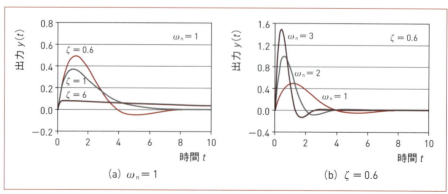

図 9-10　2 次遅れ系のインパルス応答

波形を示す.

3 フィードバック制御の応答と定常偏差

　制御システムで最も多く使用されているものはフィードバック制御である．フィードバック制御では常に出力値を検出して入力値との比較を行っているので，正確な制御を実現しやすい．

　しかし，出力を検出してからの制御であるため，時間遅れなどにより，目標値と出力の差が生じたり，出力に小さな変動（ハンチング）が含まれたりすることがある．そこで，フィードバック制御系の応答について調べることにする．ここでは入力が変動した場合について示すので，ステップ入力について考えることとする．

　図 9-11 に積分要素の直結フィードバック接続を示す．入力 $X(s)$ は目標値と考えられ，$U(s) = \dfrac{1}{s}$ とする．出力 $Y(s)$ は制御量と考えられる．目標値と制御量の差を偏差といい，加え合わせ点の出力 $E(s)$ がこの偏差に相当する．

　従って，

$$E(s) = X(s) - Y(s)$$

となる．

　閉ループ伝達関数 $W(s)$ は前向き伝達関数と一巡伝達関数より

$$W(s) = \frac{\dfrac{K}{s}}{1 + \dfrac{K}{s}} = \frac{K}{s+K}$$

である．

　この直結フィードバック要素にステップ入力が加わると，出力 $Y(s)$ は

$$Y(s) = U(s)W(s) = \frac{1}{s} \cdot \frac{K}{s+K}$$

となる．

　ここで，ステップ入力が印加して十分長い時間が経過した場合の偏差

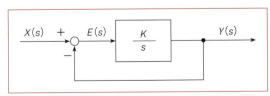

図 9-11　積分要素の直結フィードバック制御系

を定常偏差という．定常偏差 $e(\infty)$ はラプラス変換の「最終値の定理」を用いて調べることができる．

最終値の定理とは，時間関数 $e(t)$ のラプラス変換の無限時間後の値は偏差 $E(s)$ を求めたのち，s を掛けてさらに s を 0 にした値と等しいということである．式で記すと

$$e(\infty) = \lim_{s \to 0}\{sE(s)\}$$

となる．

図 9-11 に示す制御系の場合偏差 $E(s)$ は

$$E(s) = X(s) - Y(s) = \frac{1}{s}\left(1 - \frac{K}{s+K}\right)$$

従って

$$e(\infty) = \lim_{s \to 0}\{sE(s)\} = \lim_{s \to 0}\left(1 - \frac{K}{s+K}\right) = 0$$

となって，定常偏差は生じない．

図 9-12 に比例要素の直結フィードバック接続を示す．同様にステップ入力 $U(s) = \dfrac{1}{s}$ が印加した場合の定常偏差は

$$W(s) = \frac{K}{1+K}$$

$$Y(s) = U(s)W(s) = \frac{1}{s}\left(\frac{K}{1+K}\right)$$

$$E(s) = X(s) - Y(s) = \frac{1}{s}\left(1 - \frac{K}{1+K}\right) = \frac{1}{s}\left(\frac{1}{1+K}\right)$$

従って

$$e(\infty) = \lim_{s \to 0}\{sE(s)\} = \lim_{s \to 0}\left(\frac{1}{1+K}\right) = \frac{1}{1+K}$$

となって，定常偏差が生じる．定常偏差を小さくするためにはゲイン定数 K を大きくする必要がある．

フィードバック制御では定常偏差を生じることが多く，図 9-13 に示すように，1 次遅れ系，2 次遅れ系ともに比例要素の直結フィードバック制御系では定常偏差を除去できない．

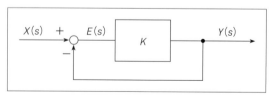

図 9-12　比例要素の直結フィードバック制御系

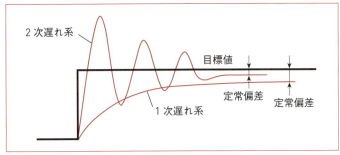

図 9-13　フィードバック制御の定常偏差

4　PID 制御とは

　PID 制御とは比例（P），積分（I），微分（D）という 3 種類の動作により，制御量を目標値に速く収束させる働きをもつシステムである．プロセス制御において温度制御や流量制御に多用されている．ブロック線図で示すと，図 9-14 のように表される．

　比例動作は偏差に比例した操作量を出力し，積分動作は偏差の蓄積量に比例した操作量を出力し，微分動作は偏差の変化率に比例した操作量を出力する．従って，比例動作は現在の偏差に対応し，積分動作は過去からの偏差の蓄積量に対応し，微分動作は未来に予想される偏差に対応して制御を行う．

　実際に利用する場合はすべての要素を含む必要はなく，用途に応じて P 制御，PI 制御，PID 制御の 3 種類の制御方法が一般的に選択される．

　P 制御は現在の偏差から制御対象量を操作しようとするもので，比例動作を含んだブロック線図は図 9-15 のように示される．制御要素を 2 次遅れ系とすると $G(s)$ は，

$$G(s) = \frac{\omega_n^2}{s^2 + 2\zeta\omega_n s + \omega_n^2}$$

である．

　入力はラプラス変換後のステップ入力 $U(s)$ として応答を調べる．

　比例動作のゲイン係数は K_P で，直結フィードバック接続とする．閉ループ伝達関数 $W_P(s)$ は

$$W_P(s) = \frac{K_P \omega_n^2}{s^2 + 2\zeta\omega_n s + (K_P + 1)\omega_n^2}$$

定常偏差 $e(\infty)$ は

$$e(\infty) = \lim_{s \to 0} \{sE(s)\} = \lim_{s \to 0} \left[s\{U(s) - U(s)W_P(s)\} \right]$$

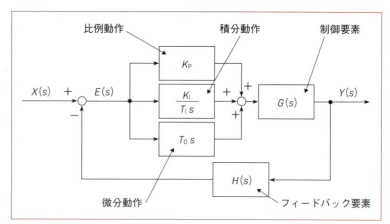

図 9-14　PID 制御のブロック線図

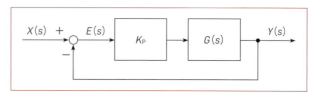

図 9-15　P 制御のブロック線図

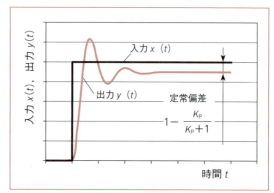

図 9-16　P制御の応答

$$= \lim_{s \to 0} \left\{ 1 - \frac{K_P \omega_n^2}{s^2 + 2\zeta \omega_n s + (K_P + 1)\omega_n^2} \right\} = 1 - \frac{K_P}{K_P + 1}$$

となり，図 9-16 に示すように 0 にはならない．

　比例動作のゲイン係数 K_P が 1 の場合，出力は入力の半分にしかならない．K_P を大きくすると定常偏差は小さくなっていくが，極端に大きくするとハンチングが顕著になってしまうという問題がある．

5 PI 制御

次に PI 制御について考える．I 動作は偏差の蓄積により操作量を出力するので，偏差が続くと操作量は増加し続け，定常偏差をなくす役割を果たす．I 動作を含んだ PI 制御のブロック線図を図 9-17 に示す．比例動作と積分動作は並列のブロックを合成して一つのブロックにしている．

前と同様に制御要素 $G(s)$ を 2 次遅れ系とし，入力はラプラス変換後のステップ入力 $U(s)$ として応答を調べる．閉ループ伝達関数 $W_{\mathrm{PI}}(s)$ は

$$W_{\mathrm{PI}}(s) = \frac{(K_{\mathrm{P}} T_{\mathrm{I}} s + K_{\mathrm{I}}) \omega_{\mathrm{n}}^2}{T_{\mathrm{I}} s^3 + 2 \zeta \omega_{\mathrm{n}} T_{\mathrm{I}} s^2 + T_{\mathrm{I}} \omega_{\mathrm{n}}^2 (1 + K_{\mathrm{P}}) s + K_{\mathrm{I}} \omega_{\mathrm{n}}^2}$$

定常偏差 $e(\infty)$ は

$$e(\infty) = \lim_{s \to 0} \{sE(s)\} = \lim_{s \to 0} \left[s \{U(s) - U(s) W_{\mathrm{PI}}(s)\} \right]$$

$$= \lim_{s \to 0} \left\{ 1 - \frac{(K_{\mathrm{P}} T_{\mathrm{I}} s + K_{\mathrm{I}}) \omega_{\mathrm{n}}^2}{T_{\mathrm{I}} s^3 + 2 \zeta \omega_{\mathrm{n}} T_{\mathrm{I}} s^2 + T_{\mathrm{I}} \omega_{\mathrm{n}}^2 (1 + K_{\mathrm{P}}) s + K_{\mathrm{I}} \omega_{\mathrm{n}}^2} \right\}$$

$$= 1 - \frac{K_{\mathrm{I}} \omega_{\mathrm{n}}^2}{K_{\mathrm{I}} \omega_{\mathrm{n}}^2} = 0$$

となり，図 9-18 に示すように 0 になる．

積分動作を加えたことにより定常偏差が 0 となり応答が改善されたことがわかる．ただし積分動作は出力を徐々に入力に近づけてゆくので，外乱がある場合などの急な変化に対する応答速度があまり速くない．また，積分動作を強くしすぎると，制御系が不安定になることがあるので注意が必要である．

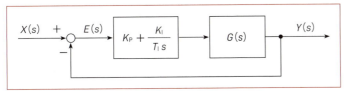

図 9-17　PI 制御のブロック線図

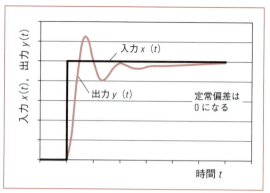

図 9-18　PI 制御の応答

6　PID 制御

　次に PID 制御について考える．D 動作は入力信号の変化率により操作量を出力するので，急な変化が発生した場合に偏差をなくす役割を果たす．D 動作を含んだ PID 制御のブロック線図を図 9-19 に示す．ここでは制御系に外乱が加わった場合を考え，制御要素 $G(s)$ の前に外乱 $D(s)$ の入力を加えている．

　微分動作を加えると，偏差の変化が大きいときは操作量が大きくなる．図 9-20 のようにグラフの出力波形の傾きが大きい急な変化があると，この変化を抑える働きをする．従って，微分要素は図 9-19 で何かの外乱が制御系に加わったときに早く応答を安定させる働きがある．

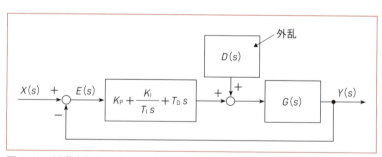

図 9-19　外乱が加わった PID 制御のブロック線図

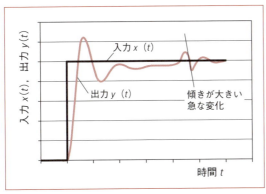

図 9-20　PID 制御の応答

7　周波数応答

　これまでは入力に対する過渡応答について調べてきたが，入力がいつも変化しているような場合の出力特性も重要である．例えば，図 9-21 のように車が凸凹道を走っている場合，入力がタイヤの動きとして，出力は車体の上下動となる．道の凸凹の状態で車体の動きがどのようになるかを設計者は知りたい．このようなときに，実際の道の表面は複雑な形状であるので，簡単にするため，ある周波数の正弦波を入力として，周波数が変化した場合の出力特性について調べることが行われる．こうすることで，車体の動きのだいたいの様子を知ることができる．

　このように，入力信号の周波数に対応する出力信号の変化を示すものを周波数応答という．周波数応答は入力に正弦波信号を加えて，十分に長い時間が経過したときの入力と出力の振幅の比と位相の差を調べることで，制御系の動特性を知るために用いられる．

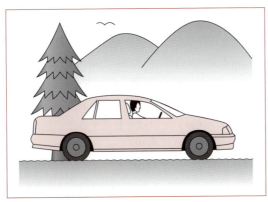

図 9-21　乗用車

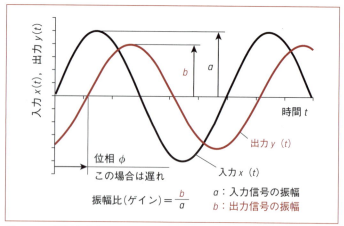

図 9-22　振幅と位相

　一般的には図9-22のように入力に正弦波を加えると，出力にも正弦波が現れる．しかし，入力と出力は少しずつ異なった正弦波になる．それぞれの振幅の比がゲイン，時間の差を位相という．

8　1次遅れ系の周波数応答

　図9-23に示すCR回路において，入力 $v_i(t)$，出力 $v_o(t)$ とすると1次遅れ系のシステムとなり，伝達関数は

$$G(s) = \frac{K}{Ts+1}$$

となる．このシステムの周波数応答を求めるには伝達関数の s を $j\omega$ と置き換える．ここで j は $\sqrt{-1}$ の意味であり，虚数単位という．結果は

$$G(j\omega) = \frac{K}{j\omega T + 1} \tag{9-5}$$

となり，$G(j\omega)$ を周波数伝達関数という．周波数伝達関数は

$$G(j\omega) = (実部) + j(虚部) = \mathrm{Re}\{G(j\omega)\} + j\,\mathrm{Im}\{G(j\omega)\}$$

という形に表せる．これは図9-24のように Re 軸と Im 軸のグラフに表すことができる．赤線の長さがゲイン，角度が位相となる．(9-5)式の場合は分母分子に $1 - j\omega T$ を掛けて整理すると，

$$G(j\omega) = \frac{K}{1+(\omega T)^2} - j\frac{K\omega T}{1+(\omega T)^2}$$

となる．ここで，$G(j\omega)$ の大きさ $|G(j\omega)|$ はゲインといい，

$$|G(j\omega)| = \sqrt{(実部)^2 + (虚部)^2}$$

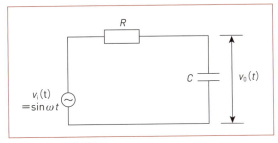

図 9-23 CR 回路図

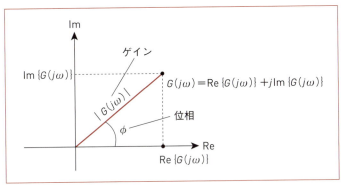

図 9-24 周波数伝達関数の表示

となるので,
$$|G(j\omega)| = \frac{K}{\sqrt{1+(\omega T)^2}}$$
となる.

ここで, 単純にするため $K = 1$ とする. さらにゲインはデシベルで表すことが一般的なので,
$$g = 20\log_{10}|G(j\omega)| = 20\log_{10}\{1+(\omega T)^2\}^{-\frac{1}{2}}$$
$$= -10\log_{10}\{1+(\omega T)^2\}$$

と表される. また, 図 9-24 において赤線の傾きの角度である位相は ϕ または $\angle G(j\omega)$ と記し
$$\phi = \angle G(j\omega) = \tan^{-1}\left(\frac{-\omega T}{1}\right) = -\tan^{-1}(\omega T)$$

と表せる. この結果を $T = 0.1$ として図に記すと図 9-25 のように表せる.

このように角周波数を対数目盛で表し, この角周波数を変化させたときのゲインと位相の特性を示したものをボード線図という. また, ゲインを表したものはゲイン線図, 位相を表したものは位相線図という.

ゲイン曲線は ω が $1/T$ より小さいときは 0 dB の水平線に近く, ω が $1/T$ より大きいときは角周波数が 10 倍になると 20 dB 下がる斜めの直線に近くなる. 10 倍すると 20 dB 下がることを -20 dB/dec と記す.

1 次遅れ系の周波数応答　111

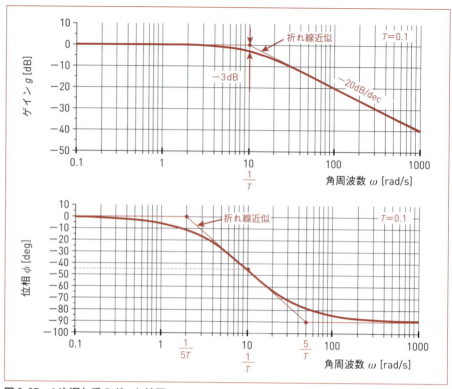

図 9-25　1 次遅れ系のボード線図

したがって，ゲイン曲線は折れ線で近似して示すことがある．折れ曲がる点は折れ点角周波数といい，

$$\omega_c = \frac{1}{T}$$

である．

ここで，ω_c は角周波数なので，周波数 f_c で表すと $\omega_c = 2\pi f_c$ であ

 Tips　デシベル

dB（デシベル，decibel）とは電圧や音などの大きさを対数的に表す単位で，1 dB とは 1/10 B（ベル）である．これは電話の発明者 Bell の名前をとったものである．音のエネルギーは電流の 2 乗に比例するので，ある通信システムからの出力エネルギーと入力エネルギーの比をとり，

$$\log_{10} \frac{I_o^2}{I_i^2} \quad [\text{B}]$$

と表す．ここで，I_i は入力，I_o は出力電流である．この単位は実用上数値が小さくなりすぎて使いにくいので，単位を 1/10 にするため d（デシ deci）を付ける．

そこで

$$10\log_{10} \frac{I_o^2}{I_i^2} = 20\log_{10} \frac{I_o}{I_i} \quad [\text{dB}]$$

として，これがゲインの単位 dB である．

入力と出力の比が 2 であれば 6 dB となる．実数のかけ算は対数の足し算であるので 100 倍のゲインをさらに 2 倍する場合 100 × 2 = 200 となるがデシベルで表すと 40 [dB] + 6 [dB] = 46 [dB] となる．桁数が大きくなると足し算で計算できることが便利であり，dB を使用する利点である．

るから，

$$2\pi f_c = \frac{1}{T}$$

と記すことができ，時定数 T と f_c の関係を示している．f_c はカットオフ周波数と呼ぶことがあり，図9-23の回路は f_c より高い周波数の信号を通過しにくくしていることがわかる．

位相曲線も図のように折れ線近似で示すことがある．

9 ┃ 2次遅れ系の周波数応答

図9-26に示すLCR回路において，入力 $v_i(t)$，出力 $v_o(t)$ とすると2次遅れ系のシステムとなり，伝達関数は

$$G(s) = \frac{K\omega_n^2}{s^2 + 2\zeta\omega_n s + \omega_n^2}$$

となる．単純化するため $K = 1$ とし，このシステムの周波数応答を求めるために伝達関数の s を $j\omega$ と置き換えると，

$$G(j\omega) = \frac{\omega_n^2}{(j\omega)^2 + 2\zeta\omega_n(j\omega) + \omega_n^2}$$

となり，実部と虚部に整理すると，

$$G(j\omega) = \frac{1 - \left(\dfrac{\omega}{\omega_n}\right)^2}{\left\{1 - \left(\dfrac{\omega}{\omega_n}\right)^2\right\}^2 + \left\{2\zeta\left(\dfrac{\omega}{\omega_n}\right)\right\}^2}$$

$$- j\frac{2\zeta\left(\dfrac{\omega}{\omega_n}\right)}{\left\{1 - \left(\dfrac{\omega}{\omega_n}\right)^2\right\}^2 + \left\{2\zeta\left(\dfrac{\omega}{\omega_n}\right)\right\}^2}$$

となる．ここで，

$$\eta = \frac{\omega}{\omega_n}$$

のように，角周波数を無次元化して，ゲインをデシベルで表すと，

$$g = 20\log_{10}\left|G(j\omega)\right| = -10\log_{10}\left\{\left(1 - \eta^2\right)^2 + \left(2\zeta\eta\right)^2\right\}$$

となる．位相 ϕ は

2次遅れ系の周波数応答　113

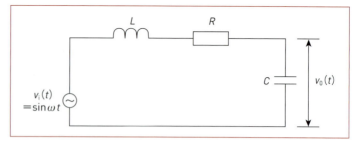

図 9-26　LCR 回路図

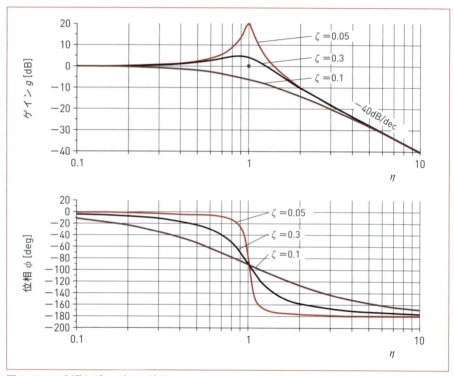

図 9-27　2 次遅れ系のボード線図

$$\phi = \angle G(j\omega) = -\tan^{-1}\left(\frac{2\zeta\eta}{1-\eta^2}\right)$$

と表せる．この結果を図に示すと図 9-27 のように表せる．

　2 次遅れ系のゲイン線図では $\eta = 1$ の付近で共振を起こし，$\zeta = 0.05$ の場合，出力の振幅が 10 倍になることがわかる．周波数が高くなると，-40 dB/dec で減衰してゆく．

> **Tips** **ラプラス変換とフーリエ変換**
>
> ある伝達関数 $g(t)$ のラプラス変換が $G(s)$ であるとき，このシステムの周波数伝達関数を求めるには伝達関数の s を $j\omega$ と置き換え $G(j\omega)$ とする．これはラプラス変換とフーリエ変換の関係から説明される．
>
> まずある時間関数 $f(t)$ のラプラス変換は
>
> $$F(s) = \mathcal{L}\{f(t)\} = \int_0^\infty f(t)e^{-st}\,dt$$
>
> である．同じ関数のフーリエ変換は
>
> $$F(j\omega) = \mathcal{F}\{f(t)\} = \int_{-\infty}^\infty f(t)e^{-j\omega t}\,dt$$
>
> と定義される．ここで2つの式を比較すると積分の中身の関数の形が一致することが分かる．また，関数 $f(t)$ は時間 $t \geq 0$ の領域のみで与えられることが多く，この場合は積分の下限も一致する．
>
> ラプラス変換は実際的な関数の意味が分かりにくいが，フーリエ変換は時間領域を周波数領域に変換することなので理解しやすい．ボード線図は横軸が時間，縦軸が強度となりシステムの出力をフーリエ変換したものと同じと考えることができる．

章末問題 （解答は128頁）

問題1 次の伝達関数を持つシステムの単位ステップ応答を求めよ．

(1) $G(s) = \dfrac{2}{s+2}$ 　 (2) $G(s) = \dfrac{2}{2s+0.2}$

問題2 次の伝達関数を持つシステムの単位インパルス応答を求めよ．

(1) $G(s) = \dfrac{0.4}{0.2s+5}$ 　 (2) $G(s) = \dfrac{4}{s^2+6s+25}$

問題3 次のブロック線図で表される制御系の固有角周波数 ω_n と減衰係数 ζ の値を求めよ．

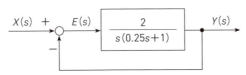

問題4 次のフィードバック制御系で，単位ステップ応答における定常偏差を 0.2% 以下にするためには，調節計のゲイン K_c をどの範囲の値にすればよいか求めよ．

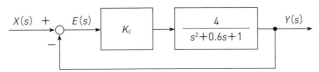

問題5 1次遅れ系のシステムの時定数 T が 0.3 s であるとき，カットオフ周波数 f_c は何 Hz になるか求めよ．

第10章 医療における制御

1 輸液ポンプ

　輸液ポンプは図10-1のような輸液療法において，ポンプにより薬液を正確な流量で一定量患者に投与するため，薬液の流れを制御することを意図した治療機器である．

　輸液ポンプは求める流量や流量精度および使用方法により，様々な構造や制御方法のものがある．その中で，輸液チューブを蠕動運動させて薬液を送り出すペリスタルティック方式の代表がフィンガポンプである．フィンガポンプは輸液セットのチューブを図10-2のように順次フィンガで押しつぶして薬液を送り出すポンプである．

　この方式のポンプでは流量の制御方式により，容積制御方式と滴下制御方式がある．

　容積制御方式のフィンガポンプでは，チューブ内径の寸法精度が高い専用の輸液セットを使用する．ポンプ正面パネルの操作部で設定した流量に対応したチューブ変形をフィンガで与え，送り出す薬液の量を制御している．

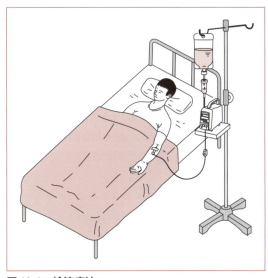

図10-1　輸液療法

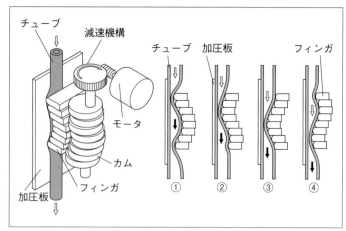

図 10-2　フィンガポンプの構造

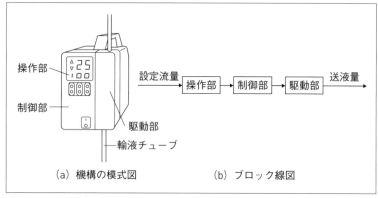

図 10-3　容積制御方式

　これをブロック線図で示すと図 10-3(b) のように，設定流量が入力で出力は送液量となる．操作部で流量の設定を行い，信号を制御部へ出力する．制御部では設定流量に対応した駆動部の動きを計算し，駆動部へ結果を出力する．駆動部では計算結果を基にアクチュエータを駆動し，送液を行う．容積制御方式の場合，制御系全体としてはシーケンス制御を行っている．また，モータの駆動など部分的にはサーボ機構が使用される．

　滴下制御方式のフィンガポンプでは，点滴筒内を滴下する液滴を滴下センサで検出してフィンガの動作スピードを制御し送液を行う．輸液セットには点滴筒を滴下する液滴が 20 滴で 1 mL になるものと 60 滴で 1 mL になるものがある．

　この場合をブロック線図で示すと図 10-4(b) のように，設定流量が入力で出力は送液量となる．操作部で流量の設定を行い，信号を制御部へ出力する．制御部では操作部からの信号と検出器からの信号を比較し，駆動部への出力を決定する．駆動部では制御部からの信号を基にアクチュエータを駆動し送液を行う．送液が行われると，点滴筒内を液滴

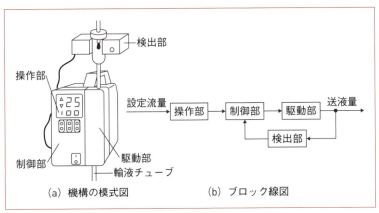

図 10-4 滴下制御方式

が滴下するので，これを検出部で感知し滴下状態を制御部へ出力する．滴下制御方式の場合，制御系全体としてはフィードバック制御を行っている．

2 透析装置

透析療法は腎機能不全患者に対し行う治療法である．ダイアライザに体外循環により血液を通過させ，ダイアライザの半透膜を介して透析液と血液を接触させる．これにより，血中の代謝産物の除去，水・電解質バランスの是正を行う．

透析装置には多人数用透析装置と，図 10-5 に示す個人用透析装置がある．多人数用透析装置は透析液希釈・供給装置で作成された透析液をベッドサイドの患者監視装置に供給し透析を行う．個人用透析装置は単体で透析液希釈・供給装置と患者監視装置を備え個々の患者の病態に適した透析を行うことができる．

個人用透析装置では安定した濃度の透析液を適温でダイアライザに供給しなくてはならない．透析液は RO 水に高濃度電解質液（A 原液）と炭酸水素ナトリウム溶液（B 原液）を混合して作成する．混合比は A 原液：B 原液：RO 水 = 1：1.26：32.74 である．あらかじめ混合液の状態で保存されないのは炭酸水素ナトリウムの作用で電解質液内の Ca や Mg が沈殿を起こしてしまうからである．

個人用透析装置の透析液機器部の構造を図 10-6 に示す．透析液希釈部では市水より作成された RO 水に，A 原液，B 原液をローラポンプなどを用いて注入し，混合された透析液濃度が設定濃度になるように連続

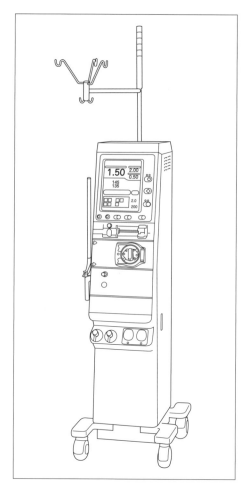

図 10-5　個人用透析装置

的に透析液の電導度を測定する．A+B 液電極と B 液電極により測定された信号からそれぞれの濃度制御部においてポンプ回転数をフィードバック制御している．これにより，機構部分の精度や耐久性をあまり高くしなくても，透析液濃度が透析液流量などの変化に対して速やかに制御され安定した透析液濃度を維持できる．

透析液供給部ではダイアライザに出入りする流量を等しくコントロールしなくてならない．送液はプランジャポンプを用い，二つのシリンダ間にあるプランジャを振動させることで等流量を実現している．患者からの除水は除水ポンプを使用して行う．これらのポンプ個々の駆動はサーボ機構を応用している．透析機全体の制御系を考えると，プロセス制御を行っている．

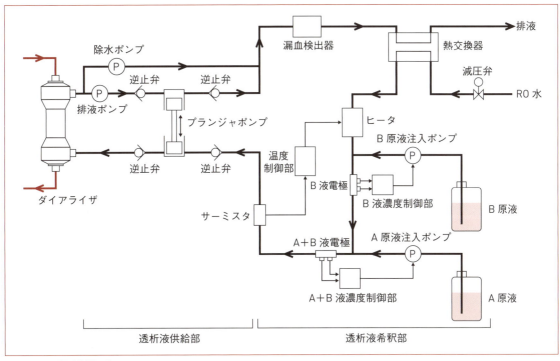

図 10-6　透析液機器部

3　人工心臓

　人間の心臓は神経系とホルモン系の影響を受けて働きが制御されている．心臓のポンプとしての運動能力は，心筋が弛緩期にどの程度伸展したかに比例するというスターリングの心臓法則で示される．これは左心室にたくさん血液が戻ってくれば，その分たくさん血液を送り出すということである．心臓は安静時 1 分間に約 5 L の血液を拍出している．この機能が不可逆的に低下し，生命維持に支障を生ずる重篤な疾病の場合，人工心臓が使用される．

　これまで，人工心臓は多くの種類のものが研究されてきたが，永久使用という意味で未だ十分な機能をもつものは開発されていない．現在臨床で多く使用されているものは心臓の機能を一時的に代行する補助人工心臓である．補助人工心臓の制御においても，スターリングの心臓法則に似た操作を行うことが考えられている．図 10-7 に示すプッシャプレート式補助人工心臓はマグネットとホールセンサを用い，弛緩期に血液が完全に充満したことを検出して，血液室内の血液をリニアアクチュエータによりすべて拍出するという制御を行っている．この方式は制御

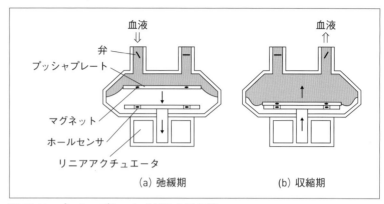

図 10-7　プッシャプレート式補助人工心臓

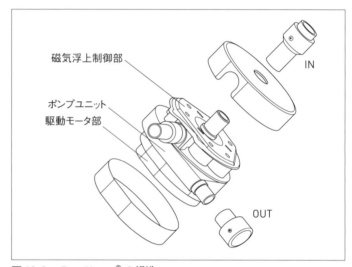

図 10-8　DuraHeart® の構造

要素を最小限にして，生理的な動作に近い働きをさせることを目的としており，故障発生率の低下が期待できる．しかしながら，人間の心臓と同じように拍動するポンプの場合，装置が大型になり，体格の小さな日本人には適用が困難であった．

そこで，日本においては連続的に血液を送り出す遠心ポンプを使用した補助人工心臓が開発され，臨床応用されるようになった[1]．その中の一つが，テルモ社の DuraHeart® である．この補助人工心臓は遠心ポンプを使用して，外形 ϕ 73 mm × 45 mm，重さ 540 g と小形軽量化を実現している．ポンプユニット内でドーナツ形のインペラ（羽根車）が回転して血液を送り出す構造である．このポンプの特徴は磁気浮上型遠心ポンプを用いている点にある．これは，インペラの支持軸がなく，血液室内で磁気的に浮き上がらせて回転させている．これにより，血液室内壁とインペラが接触しないので摩擦がなく，耐久性に優れ，血液損傷も少ないという利点がある．

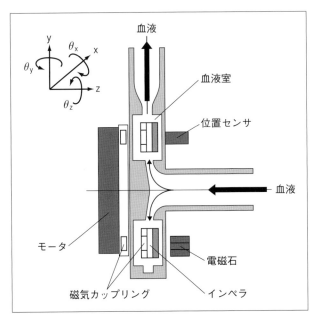

図 10-9　磁気浮上の構造

　このポンプは図 10-8 に示すように磁気浮上制御部と駆動モータ部の間にポンプユニットが挟まった構造になっている．ポンプユニット内のインペラの駆動にはインペラ内のマグネットとモータ側のマグネットの磁気カップリングでトルクを伝達し，同時に回転方向 θ_z の制御も行っている．ポンプユニット内では図 10-9 のようにインペラを電磁石で吸引し浮上させている．磁気浮上は電磁石と位置センサにより，インペラの回転軸方向 z の位置と，回転軸に直交する 2 軸の回転位置 θ_x, θ_y をフィードバック制御によりコントロールしている．インペラの半径方向 x, y は磁気カップリングの復元力により受動的に安定させるしくみである．

参考文献
1) 野尻知里：日本発の植込み型補助人工心臓—DuraHeart® ・DuraHeart Ⅱ —，Clinical Engeneering, 22(11), P1035～1042, 2011.

付　録

令和3年版　臨床工学技士　国家試験出題基準（システム工学）

Ⅱ．医用電気電子工学　（4）システム工学

大　項　目	中　項　目	小　項　目
1．システム理論	（1）システム理論	①システムの表現 　a．電気系 　b．機械系 　c．熱系 　d．流体系
		②システムの要素 　a．比例要素 　b．微分要素 　c．積分要素 　d．一次遅れ要素 　e．二次遅れ要素
		③システムの入出力関係 　a．微分方程式 　b．ラプラス変換 　c．伝達関数 　d．ブロック線図
	（2）システムの特性	①静特性
		②動特性 　a．インパルス応答 　b．ステップ応答 　c．周波数応答
		③安定性
2．システムと制御	（1）システム制御の方法	①フィードバック制御 　a．帰還率，帰還量 　b．負帰還，正帰還
		②フィードフォワード制御
		③シーケンス制御
		④オン／オフ制御
		⑤PID制御
	（2）システム制御の例	①生体システム 　a．恒常性 　b．フィードバック 　c．モデル化 　d．シミュレーション
		②温度制御
		③ロボット制御
		④バイオフィードバック

付　録　125

🎓 章末問題　解答

第7章

問題1　$\mathcal{L}\{x(t)\} = \int_0^\infty 5e^{-3t}e^{-st}dt = 5\int_0^\infty e^{-(s+3)t}dt = \dfrac{-5}{s+3}\left[e^{-(s+3)t}\right]_0^\infty = \dfrac{-5}{s+3}\left(0 - e^{-0}\right) = \dfrac{-5}{s+3}\left(0 - 1\right) = \dfrac{5}{s+3}$

問題2　(1) $\mathcal{L}\{f(t)\} = \mathcal{L}\{4\} + \mathcal{L}\{-e^{-3t}\} + \mathcal{L}\{3e^{-2t}\}$

$\qquad\qquad = \dfrac{4}{s} - \dfrac{1}{3+s} + \dfrac{3}{2+s} = \dfrac{4(3+s)(2+s) - s(2+s) + 3s(3+s)}{s(3+s)(2+s)} = \dfrac{6s^2 + 27s + 24}{s^3 + 5s^2 + 6s}$

(2) $\mathcal{L}\{f(t)\} = \mathcal{L}\{5e^{-t}\sin 3t\} + \mathcal{L}\{-2\cos 2t\}$

$\qquad\qquad = \dfrac{5\cdot 3}{(s+1)^2 + 3^2} - \dfrac{2s}{(s^2 + 2^2)} = \dfrac{15(s^2 + 2^2) - 2s\left\{(s+1)^2 + 3^2\right\}}{\left\{(s+1)^2 + 3^2\right\}(s^2 + 4)} = \dfrac{-2s^3 + 11s^2 - 20s + 60}{s^4 + 2s^3 + 14s^2 + 8s + 40}$

問題3　(1) $f(t) = \mathcal{L}^{-1}\{F(s)\} = \mathcal{L}^{-1}\left\{\dfrac{2s+5}{s^2 + 5s + 6}\right\}$

$\qquad\qquad = \mathcal{L}^{-1}\left\{\dfrac{2s+5}{(s+2)(s+3)}\right\} = \mathcal{L}^{-1}\left\{\dfrac{1}{(s+2)} + \dfrac{1}{(s+3)}\right\}$

$\qquad\qquad \because \quad a(s+3) + b(s+2) = 2s + 5 \quad$ が成り立つように $a,\ b$ を求める

$\qquad\qquad = e^{-2t} + e^{-3t}$

(2) $f(t) = \mathcal{L}^{-1}\{F(s)\} = \mathcal{L}^{-1}\left\{\dfrac{12}{s^2 + 4s + 20}\right\} = \mathcal{L}^{-1}\left\{\dfrac{12}{(s+2)^2 + 16}\right\} = \mathcal{L}^{-1}\left\{\dfrac{3\cdot 4}{(s+2)^2 + 4^2}\right\} = 3e^{-2t}\sin 4t$

問題4　$\qquad Eu(t) = Ri(t) + L\dfrac{di(t)}{dt}$

ラプラス変換を行うと

$\qquad E\dfrac{1}{s} = RI(s) + LsI(s)$

代数演算を行うと

$\qquad I(s) = \dfrac{E}{s(Ls + R)}$

部分分数に展開すると

$\qquad = \dfrac{A}{s} + \dfrac{B}{Ls + R}$

$\qquad \begin{cases} AL + B = 0 \\ AR = E \end{cases}$

より $A = \dfrac{E}{R},\quad B = -\dfrac{EL}{R}$

$\qquad = \dfrac{E}{R}\left(\dfrac{1}{s} + \dfrac{1}{s + \dfrac{R}{L}}\right)$

章末問題　解答　　127

ラプラス逆変換を行うと

$$i(t) = \frac{E}{R}\left(1 - e^{-\frac{R}{L}t}\right)$$

数値を代入すると

$$i(t) = 2\left(1 - e^{-3t}\right) \quad [\text{A}]$$

問題5 (1) $G(s) = \dfrac{6}{4s + 2}$

分母分子を 2 で割ると

$$G(s) = \frac{3}{2s + 1}$$

$$\therefore \quad K = 3, \quad T = 2$$

(2) $G\!\left(s\right) = \dfrac{49.92}{16.64s + 5.2}$

分母分子を 5.2 で割ると

$$G\!\left(s\right) = \frac{9.6}{3.2s + 1}$$

$$\therefore \quad K = 3.2, \quad T = 9.6$$

第8章

問題1

① $X \rightarrow \boxed{\dfrac{G_1}{1+G_1}} \rightarrow Y$

② $X \rightarrow \boxed{\dfrac{G_1}{1+G_1 \cdot G_2 + G_1 \cdot G_3}} \rightarrow Y$

③ $X \rightarrow \boxed{\dfrac{G_1 \cdot G_2}{1+G_1 \cdot G_2 + G_2 \cdot G_3}} \rightarrow Y$

④ $X \rightarrow \boxed{\dfrac{1}{1+G_1}} \rightarrow Y$

⑤ $X \rightarrow \boxed{\dfrac{G_1 \cdot G_2 \cdot G_3}{1+G_1 \cdot G_2 \cdot G_4}} \rightarrow Y$

⑥ $X \rightarrow \boxed{\dfrac{G_1 + G_2}{1+G_2 \cdot G_3}} \rightarrow Y$

・ヒント
左の引き出し点を G_2 の右に
移動させる

⑦ $X \rightarrow \boxed{\dfrac{G_1 \cdot G_2}{1+G_1+G_2}} \rightarrow Y$

第9章

問題1 (1) $Y(s) = \dfrac{1}{s}G(s) = \dfrac{2}{s\left(s+2\right)} = \dfrac{1}{s} - \dfrac{1}{s+2}$

ラプラス逆変換をすると

$$y(t) = 1 - e^{-2t}$$

(2) $Y(s) = \dfrac{1}{s}G(s) = \dfrac{2}{s\left(2s+0.2\right)} = 10\,\dfrac{0.2}{s\left(2s+0.2\right)} = 10\left(\dfrac{1}{s} - \dfrac{1}{s+\dfrac{1}{10}}\right)$

ラプラス逆変換をすると

$$y(t) = 10\left(1 - e^{-\frac{1}{10}t}\right)$$

問題2 (1)　　$Y(s) = 1 \cdot G(s) = \dfrac{0.4}{0.2s + 5} = \dfrac{2}{s + 25}$

ラプラス逆変換をすると

$$y(t) = 2e^{-25t}$$

(2)　　$Y(s) = 1 \cdot G(s) = \dfrac{4}{s^2 + 6s + 25} = \dfrac{4}{\left(s^2 + 6s + 9\right) + 16} = \dfrac{4}{\left(s + 3\right)^2 + 4^2}$

ラプラス逆変換をすると

$$y(t) = e^{-3t} \sin 4t$$

問題3　伝達関数 $G(s)$ は

$$G(s) = \frac{\text{前向き伝達関数}}{1 - (\text{一巡伝達関数})} = \frac{\dfrac{2}{s\left(0.25s + 1\right)}}{1 - \left\{-\dfrac{2}{s\left(0.25s + 1\right)}\right\}} = \frac{2}{s\left(0.25s + 1\right) + 2} = \frac{2}{0.25s^2 + s + 2} = \frac{8}{s^2 + 4s + 8}$$

2次遅れ系の伝達関数

$$G(s) = \frac{\omega_\mathrm{n}^{~2}}{s^2 + 2\zeta\omega_\mathrm{n}s + \omega_\mathrm{n}^{~2}}$$

と比べると

$$\begin{cases} \omega_\mathrm{n}^{~2} = 8 \\ 2\zeta\omega_\mathrm{n} = 4 \end{cases}$$

$$\therefore \quad \begin{cases} \omega_\mathrm{n} = \sqrt{8} = 2.83 \ [\mathrm{rad}/s] \\ \zeta = \dfrac{4}{2\omega_\mathrm{n}} = 0.707 \ [1/\mathrm{m}] \end{cases}$$

問題4　　$(\omega_\mathrm{n} = 1,\ \zeta = 0.3)$

伝達関数 $G(s)$ は

$$G(s) = \frac{\text{前向き伝達関数}}{1 - (\text{一巡伝達関数})} = \frac{\dfrac{4K_\mathrm{c}}{s^2 + 0.6s + 1}}{1 - \left(-\dfrac{4K_\mathrm{c}}{s^2 + 0.6s + 1}\right)} = \frac{4K_\mathrm{c}}{s^2 + 0.6s + 1 + 4K_\mathrm{c}}$$

出力 $Y(s)$ は

$$Y(s) = U(s)G(s) = \frac{1}{s} \cdot \frac{4K_\mathrm{c}}{s^2 + 0.6s + 1 + 4K_\mathrm{c}}$$

偏差 $E(s)$ は

$$E(s) = X(s) - Y(s) = \frac{1}{s}\left(1 - \frac{4K_\mathrm{c}}{s^2 + 0.6s + 1 + 4K_\mathrm{c}}\right)$$

定常偏差 $e(\infty)$ は

$$e(\infty) = \lim_{s \to 0}\left\{sE(s)\right\} \lim_{s \to 0}\left(1 - \frac{4K_\mathrm{c}}{s^2 + 0.6s + 1 + 4K_\mathrm{c}}\right) = 1 - \frac{4K_\mathrm{c}}{1 + 4K_\mathrm{c}} = \frac{1}{1 + 4K_\mathrm{c}}$$

これが 2% 以下になるためには

章末問題　解答　　129

$$\frac{1}{1+4K_c} < 0.02$$

$$\therefore \quad K_c > 12.25$$

問題 5　　$2\pi f_c = \dfrac{1}{T}$

$$f_c = \frac{1}{2\pi T} = \frac{1}{2\pi \cdot 0.3} = 0.531 \quad [\text{Hz}]$$

索 引

和文索引

あ

アイデア創出	21
アクセス	10
アクチュエータ	64, 118
アセスメント	33
アベイラビィリティ	41

い

インディシャル入力	96
インパルス関数	93
インパルス入力	96
1次の階層	43
1次遅れ系	97
1次遅れ要素	83
1次要因	43
位相	110
位相曲線	113
位相線図	111
一巡伝達関数	91

え

エラーチェック	40
延長コード	48
遠心ポンプ	122

お

オブジェクト	10
折れ点角周波数	112
応答	10, 95
応答特性	97

か

カットオフ周波数	113
ガントチャート	27
価値基準	23
過制動	101
過渡応答	77, 109
過渡状態	75
階層的	43
外部構造	10
外乱	51, 68, 108
概念システム	4
学習機能	52

き

虚数単位	110
行列	18
筋骨格系	56
緊急度	44

く

クリティカル・パス	30
偶発故障	36
加え合わせ点	88

け

ゲイン	110
ゲイン曲線	111
ゲイン定数	100
系	5
計数制御	64
血液・体液系	55
検出難易度	46
検出部	61, 65
減衰係数	100
減衰振動	101

こ

コストパフォーマンス	22, 33
呼吸器系	53
固有角周波数	100
故障	35
故障モード	44
故障の木	42
故障発生頻度	44
効果	15, 57
構成要素	4
合流点	29

さ

サーボ機構	67, 118
作用	57
最終値の定理	104
最遅開始日	30
最遅終了日	30
最適化	22
最適条件	22
最適制御	73

し

シーケンサ	63
シーケンス制御	63, 118
システム	1, 48
システム工学	1
システム評価	33
シナリオ	15, 16
シミュレーション	15, 77
死亡率曲線	36
自動制御	60, 62
自由に発想する	20
事象	46
時間関数	79, 100

時限制御‥‥‥‥‥‥‥‥64
時定数‥‥‥‥‥‥‥‥‥83
実体システム‥‥‥‥‥‥4
周波数応答‥‥‥‥109, 113
修了点‥‥‥‥‥‥‥‥‥29
重要度‥‥‥‥‥‥‥‥‥17
出力‥‥‥‥‥‥‥‥‥‥51
循環器系‥‥‥‥‥‥‥‥53
初期故障‥‥‥‥‥‥‥‥35
消化吸収系‥‥‥‥‥‥‥53
冗長‥‥‥‥‥‥‥‥‥‥40
冗長性‥‥‥‥‥‥‥‥‥40
条件制御‥‥‥‥‥‥‥‥64
情報端末‥‥‥‥‥‥‥‥6
信号線‥‥‥‥‥‥‥‥‥87
信頼性‥‥‥‥‥‥‥‥‥35
信頼度‥‥‥‥‥‥‥37, 43
神経系‥‥‥‥‥‥‥‥‥56
新規性‥‥‥‥‥‥‥‥‥20
人為的なミス‥‥‥‥‥‥43
人工呼吸器‥‥‥‥‥‥‥6
腎臓・排泄系‥‥‥‥‥‥55

す
スケジュール‥‥‥‥‥‥27
スターリングの心臓法則‥‥‥121
ステップ入力‥‥‥‥‥‥96
図式的表現‥‥‥‥‥‥‥1

せ
正常状態‥‥‥‥‥‥‥‥47
生殖系‥‥‥‥‥‥‥‥‥55
生体システム‥‥‥‥51, 57
生体計測‥‥‥‥‥‥‥‥51
制御‥‥‥‥‥‥‥‥‥‥59
制御工学‥‥‥‥‥‥‥‥10
制御装置‥‥‥‥‥‥‥‥61
制御対象‥‥‥‥‥‥61, 64
制御目標‥‥‥‥‥‥‥‥61

制限式‥‥‥‥‥‥‥‥‥24
制限条件‥‥‥‥‥‥‥‥24
制約条件‥‥‥‥‥‥‥‥25
積分動作‥‥‥‥‥‥‥105
積分要素‥‥‥‥‥‥‥103
潜在的故障モード影響解析‥‥17, 44
線形計画法‥‥‥‥‥‥‥23

そ
ソフトウェア‥‥‥‥‥‥10
組織図‥‥‥‥‥‥‥‥‥17
相互作用‥‥‥‥‥‥‥‥47
操作部‥‥‥‥‥‥‥61, 64

た
多数決システム‥‥‥‥‥40
多入力－多出力制御‥‥‥72
体外循環装置‥‥‥‥‥‥6
耐用寿命‥‥‥‥‥‥‥‥36
畳み込み積分‥‥‥‥‥‥93
脱ファジィー化‥‥‥‥‥70
単位ステップ入力‥‥‥‥96
単一故障状態‥‥‥‥‥‥47

ち
調節系‥‥‥‥‥‥‥‥‥57
直列システム‥‥‥‥‥‥37
直列結合‥‥‥‥‥‥‥‥89
直結フィードバック接続‥‥104, 105

つ
追従制御‥‥‥‥‥‥‥‥67

て
データベース‥‥‥‥‥‥6
デシベル‥‥‥‥‥‥112, 113
デルタ関数‥‥‥‥‥‥‥96
定常偏差‥‥‥‥‥‥‥104
定値制御‥‥‥‥‥‥‥‥67

滴下制御方式‥‥‥‥‥117
伝達関数‥‥‥‥‥‥77, 99

と
トレードオフ‥‥‥‥‥‥23
透析装置‥‥‥‥‥‥6, 119
等価変換‥‥‥‥‥‥‥‥89
同時進行‥‥‥‥‥‥‥‥29
動的解析法‥‥‥‥‥‥‥25
動特性‥‥‥‥‥‥‥‥109

な
内部構造‥‥‥‥‥‥‥‥10
内分泌系‥‥‥‥‥‥‥‥55
流れ図‥‥‥‥‥‥‥‥‥31

に
2次の階層‥‥‥‥‥‥‥43
2次遅れ系‥‥‥‥‥‥100
2次要因‥‥‥‥‥‥‥‥43
二律背反‥‥‥‥‥‥‥‥23
入出力関係‥‥‥‥‥‥‥17
入力‥‥‥‥‥‥‥‥‥‥51

ね
ネガティブフィードバック‥‥91
ネットワーク‥‥‥‥‥‥28
粘性抵抗係数‥‥‥‥‥‥99

は
ハードウェア‥‥‥‥‥‥10
ハンチング‥‥‥‥‥‥103
バスタブ曲線‥‥‥‥‥‥36
バネ定数‥‥‥‥‥‥‥‥99
発生頻度‥‥‥‥‥‥42, 46

ひ
引き出し点‥‥‥‥‥‥‥88
比例動作‥‥‥‥‥‥‥105

非医用電気機器 ………………… 49
非線形性 ……………………… 52
費用 …………………………… 15
微分動作 ……………………… 105
評価 …………………………… 9
評価関数 ……………………… 73

ふ
ファイル ……………………… 6
ファジィー化 ………………… 70
ファジィー推論 ……………… 70
ファジィー制御 ……………… 69
ファジィー理論 ……………… 69
フィードバック ……………… 57
フィードバック結合 ………… 91
フィードバック制御 … 6, 66, 120
フィードフォワード制御 …… 68
フーリエ変換 ………………… 115
フールプルーフ ……………… 46
フェイルセーフ ……………… 46
フォトインタラプタ ………… 65
フローチャート ……………… 31
ブール論理 …………………… 42
ブラックボックス …………… 10
ブレインストーミング ……… 20
ブロック ……………………… 88
ブロック線図 ………… 61, 77, 87
プログラム …………………… 31
プロセス制御 ………… 69, 120
不足制御 ……………………… 101
部分分数 …………… 80, 81, 98
複素関数 ……………………… 79
分析 …………………………… 9
分離変圧器 …………………… 49

へ
ベル …………………………… 112
平均故障間隔 ………………… 41
平均修理時間 ………………… 41

平衡状態 ……………………… 75
並列システム ………………… 38
並列結合 ……………………… 89
閉ループ伝達関数 …………… 91
変数群 ………………………… 23
偏差 …………………………… 104

ほ
ボード線図 …………………… 111
ポジティブフィードバック … 91
補助人工心臓 ………………… 121

ま
マトリクス …………………… 15
マトリクス法 ………………… 19
マルチタップ ………………… 48
摩耗故障 ……………………… 36

め
メンバシップ関数 …………… 70
命令処理部 …………………… 63
免疫系 ………………………… 56

も
モード ………………………… 44
漏れ電流 ……………………… 47
目的 …………………………… 57
目的関数 ……………………… 24

ゆ
輸液ポンプ …………………… 117
優先度 ………………………… 46

よ
予測 …………………………… 17
要素 …………………………… 1
容積 …………………………… 117
容積制御方式 ………………… 117

ら
ラプラス変数 ………… 79, 80, 84
ラプラス逆変換 ……… 80, 84
ラプラス変換 ……… 79, 84, 115
ランプ入力 …………………… 96

り
リミットスイッチ …………… 65
リレー ………………………… 63
臨界制動 ……………………… 101

る
ルール ………………………… 70

ろ
ロバスト ……………………… 72
ロバスト制御 ………………… 72

欧文索引

AND ゲート …………………… 43
AND 動作 ……………………… 65
FMEA ……………………… 17, 44
FMEA ワークシート ………… 45
FTA …………………………… 42
FT 図 ………………………… 42
IEC …………………………… 48
ISO …………………………… 48
NOT 動作 …………………… 66
OR ゲート …………………… 43
OR 動作 ……………………… 66
OS …………………………… 40
PDCA サイクル ……………… 19
PERT 法 …………………… 28, 29
PID 制御 …………………… 105, 108
PI 制御 …………………… 105, 107
P 制御 ………………………… 105
RPN …………………………… 44

索　引　133

【著者略歴】

嶋津　秀昭
- 1974年　早稲田大学理工学部機械工学科卒業
  東京医科歯科大学医用器材研究所専攻生修了
- 1975年　東京医科歯科大学医用器材研究所計測機器部門文部技官
- 1980年　北海道大学応用電気研究所メディカルトランスデューサ部門助手
- 1982年　杏林大学講師（医学部第2生理学教室）
- 1992年　杏林大学助教授（医学部第2生理学教室）
- 1993年　杏林大学教授（保健学部生理学教室）
- 2006年　杏林大学教授（保健学部臨床工学科生理学・生体工学研究室）
- 2018年　北陸大学教授（医療保健学部医療技術学科）
- 2023年　北陸大学客員教授
  現在に至る　医学博士

堀内　邦雄
- 1981年　長野工業高等専門学校機械工学科卒業
- 1983年　電気通信大学電気通信学部機械工学科卒業
- 2000年　日本大学大学院理工学研究科博士後期課程
  医療・福祉工学専攻修了　博士（工学）
- 1983年　テルモ株式会社入社
- 2006年　工学院大学グローバルエンジニアリング学部機械創造工学科助教授
- 2007年　同　准教授
- 2015年　工学院大学先進工学部機械理工学科准教授
  現在に至る

最新臨床工学講座
医用システム・制御工学　　ISBN978-4-263-73466-7

2025年1月20日　第1版第1刷発行

監　修　一般社団法人
　　　　日本臨床工学技士教育施設協議会
著　　　嶋　津　秀　昭
　　　　堀　内　邦　雄
発行者　白　石　泰　夫

発行所　医歯薬出版株式会社
〒113-8612　東京都文京区本駒込1-7-10
TEL. (03)5395-7620（編集）・7616（販売）
FAX. (03)5395-7603（編集）・8563（販売）
https://www.ishiyaku.co.jp/
郵便振替番号 00190-5-13816

乱丁，落丁の際はお取り替えいたします　　印刷・あづま堂印刷／製本・皆川製本所

© Ishiyaku Publishers, Inc., 2025. Printed in Japan

本書の複製権・翻訳権・翻案権・上映権・譲渡権・貸与権・公衆送信権（送信可能化権を含む）・口述権は，医歯薬出版（株）が保有します．
本書を無断で複製する行為（コピー，スキャン，デジタルデータ化など）は，「私的使用のための複製」などの著作権法上の限られた例外を除き禁じられています．また私的使用に該当する場合であっても，請負業者等の第三者に依頼し上記の行為を行うことは違法となります．

JCOPY ＜出版者著作権管理機構　委託出版物＞
本書をコピーやスキャン等により複製される場合は，そのつど事前に出版者著作権管理機構（電話 03-5244-5088, FAX 03-5244-5089, e-mail : info@jcopy.or.jp）の許諾を得てください．